Rômulo B. Rodrigues

ALIMENTAÇÃO SAUDÁVEL = SAÚDE PERFEITA

*O consumo de alimentos adequados
proporciona equilíbrio orgânico e psíquico*

VOL. III

2ª EDIÇÃO
São Paulo - 2018

ALIMENTAÇÃO SAUDÁVEL = SAÚDE PERFEITA VOL. III, por Rômulo B. Rodrigues

ALIMENTAÇÃO SAUDÁVEL = SAÚDE PERFEITA VOL. III, por Rômulo B. Rodrigues

RODRIGUES,Rômulo B. ALIMENTAÇÃO SAUDÁVEL = SAÚDE PERFEITA - O consumo de alimentos adequados proporciona equilíbrio orgânico e psíquico VOL. III / Rômulo B. Rodrigues - Amazon. 2018.

Organização: Rômulo B. Rodrigues

Impresso pela Amazon – 2018.

2018. Escrito e produzido no Brasil.

1.Nutrição. 2. Saúde. 3. Vida saudável. 4. Qualidade de vida. I. Título.

ISBN 978-1537426440

Amazon Serviços de Varejo do Brasil Ltda.
CNPJ 15.436.940/0001-03
Av. Juscelino Kubitschek, 2041 – Torre E – 18° andar
São Paulo - SP

SUMÁRIO

PREFÁCIO... 11

CAPÍTULO I – Soja preta auxilia no emagrecimento..... 13

CAPÍTULO II –O poder curativo da própolis 16

CAPÍTULO III –Fibras ajudam no combate o câncer 20

CAPÍTULO IV – Os perigos do consumo excessivo de açúcar 24

CAPÍTULO V – Os benefícios da granola 31

CAPÍTULO VI – Alimentos integrais 61

CAPÍTULO VII – Os perigos de consumo da gordura trans... 68

CAPÍTULO VIII – Morango ajuda a combater os radicais livres... 72

CAPÍTULO IX – A hora certa para comer 76

CAPÍTULO X – Alimentação saudável para reduzir o risco de gripe 82

CAPÍTULO XI – Dieta mediterrânea para uma alimentação balanceada................................ 88

CAPÍTULO XII – Pele saudável com uma boa nutrição 93

CAPÍTULO XIII – Alimentação e suplementação no inverno 97

CAPÍTULO XIV – Memória e alimentação 104

CAPÍTULO XV – 11 super alimentos que deveríamos consumir mais 108

CAPÍTULO XVI – Estudo relaciona vitamina B ao colesterol bom.......................... 114

CAPÍTULO XVII – Gorduras aumentam a saciedade e não devem ser retiradas da dieta 118

CAPÍTULO XVIII – Feno-grego ajuda a emagrecer e reduzir o colesterol ruim 123

CAPÍTULO XIX – Lecitina de soja é aliada do cérebro e controla o colesterol 128

CAPÍTULO XX – Sete alimentos termogênicos que auxiliam na perda de peso 133

CAPÍTULO XXI – Alimentos que elevam a imunidade 138

CAPÍTULO XXII – Chá de hibisco 132

CAPÍTULO XXIII – Alimentos que combatem a ansiedade 151

CAPÍTULO XXIV – Benefícios dos aspargos para a saúde e dieta 156

CAPÍTULO XXV – Gengibre: Raiz emagrecedora e anti-inflamatória 159

CAPÍTULO XXVI – 12 alimentos que combatem a depressão 167

CAPÍTULO XXVII – O consumo de frutas reduz o colesterol e a pressão alta 174

SOBRE O AUTOR.. 181

CONTATOS COM O AUTOR.. 183

ALIMENTAÇÃO SAUDÁVEL = SAÚDE PERFEITA VOL. III, por Rômulo B. Rodrigues

Dedico este trabalho aos filhos Júlio César e João Víctor.

Agradecimentos

Agradeço à minha mãe adotiva (In Memoriam), que me orientou e me ensinou a ser o que sou e sei hoje.

Prefácio

Os cuidados com a alimentação é um dos principais focos de atenção da população mundial nos tempos atuais.

Com o crescente aumento da quantidade de produtos e alimentos artificializados e, consequentemente, nocivos à saúde, torna-se imprescindível a escolha correta por uma alimentação mais saudável e natural. Visto que, a saúde do corpo e do sistema orgânico é baseada naquilo que é ingerido.

Com a mudança de hábitos alimentares e no estilo de vida, adquire-se mais equilíbrio, uma melhor qualidade de vida e, como consequência, longevidade.

Esta obra é um guia de orientação, no que se refere aos alimentos adequados a serem ingeridos para a manutenção de uma saúde integral e perfeita.

Boa leitura.

CAPÍTULO I
SOJA PRETA AUXILIA NO EMAGRECIMENTO

A soja preta é repleta de proteína, rica em isoflavona, hormônio vegetal que regula os problemas da menopausa, e excelente na fixação de cálcio, fortalecendo os ossos.

Estudo feito na Universidade Católica da Coréia do Sul mostra que as antocianinas, substâncias presentes na casca da soja preta (e responsáveis por essa coloração), inibem o armazenamento de gordura no corpo porque impedem a proliferação de células do tecido adiposo.

Em qualquer variedade da soja, a alta concentração de proteínas e fibras proporciona uma rápida sensação de saciedade, fazendo com a pessoa coma menos.

Seja na soja preta, seja na amarela, as fibras da leguminosa agem como uma esponja, retendo a glicose ingerida de outros alimentos.

Não bastasse ter também fator antioxidante, combatendo os radicais livres e seus efeitos no envelhecimento, a antocianina é capaz de destruir tumores, um processo no qual o aglomerado de células malignas se autoaniquila.

Na Coréia do Sul a soja faz parte do cardápio do dia a dia, combinada com o arroz. Dela é feito também o tradicional tofu, ingrediente de lanches e saladas. No Brasil, a soja ainda é pouco conhecida, aparecendo geralmente em forma de farinha nas prateleiras de produtos importados.

O incremento desse item em uma dieta balanceada pode trazer muitos benefícios. Se for comparar com outras leguminosas, a soja chega a ter o dobro de proteína vegetal, de alto valor biológico.

COMPARAÇÃO DA SOJA COM O FEIJÃO PRETO:

	SOJA	FEIJÃO PRETO
Carboidratos	34%	57%
Lipídios	25%	1%
Proteínas	38%	23%
Cálcio	230 (100g)	150,74 (100g)

CAPÍTULO II
O PODER CURATIVO
DA PRÓPOLIS

De origem grega, a palavra significa uma combinação de pró (defesa) e polis (cidade), "defesa da cidade"; a cidade, neste caso, é a colmeia. Com vários efeitos terapêuticos, de coloração e consistência variada, a própolis – formada por ceras e resinas – é coletada por abelhas de diversas partes das plantas como brotos, botões florais e exsudados resinosos e usada como tratamento terapêutico natural há de mais de cinco mil anos.

Pesquisas clínicas e científicas realizadas em todo o mundo, principalmente em universidades japonesas, têm demonstrado os grandes benefícios da própolis, especialmente, como estimulante natural das defesas orgânicas e têm de fato vários efeitos comprovados.

Os princípios ativos da própolis

O princípio ativo da própolis que age em benefício e atua no combate às doenças que atacam o homem é o flavonóide. Dentre os produtos apícolas tais como mel, geléia real e pólen, a própolis vem se destacando tanto pelas suas propriedades terapêuticas, como atividades antimicrobiana, anti-inflamatória, imunomodulatório, hipotensivo, cicatrizante, anestésica e anticariogênica.

Outro princípio ativo desta substância são os seus diversos ácidos fenólicos e seus ésteres, fenólicos, alcoóis e cetonas. A quantidade de cada um desses elementos depende da flora utilizada pelas abelhas. A variabilidade genética das rainhas, também influencia na sua composição química.

Acredita-se que a própolis ideal é aquela produzida em regiões onde exista o mínimo de poluição ambiental, distante dos grandes centros e fábricas poluentes.

Composição da própolis
50% de resina e bálsamo de vegetais
30% de cera
10% de óleos essenciais aromáticos
5% de pólen
5% de várias substâncias
Além disso, contém minerais como alumínio, cálcio, estrôncio, ferro, magnésio, silício, titânio, bromo e zinco; vitaminas A e todas do complexo B e ésteres cafeinados.

Indicações
A própolis pode ser usada tanto externamente (em feridas, inflamações e infecções) como por ingestão oral.
- Em afecções inflamatórias superficiais, como estomatite, amigdalite, gengivite, piorreia alveolar, hemorroidas. No caso de estomatite e inflamações da garganta, o extrato alcoólico atua melhor no sintoma, uma vez que cria uma película protetora no local onde foi passado.
- Para prevenção da saúde, recuperação da fadiga e prevenção de outros sintomas indesejáveis que ocorram internamente.
- Para melhorar as ulcerações e inflamações e amenizar os sintomas de reumatismo, diabetes, hipertensão.
- Para fortalecer a ação imunológica pela ação de linfócitos, estimular o organismo enfraquecido, reduzir os efeitos colaterais de anticancerígenos e radioterapia.

- Para prevenir e tratar pneumonia crônica e bronquite infantil.
- Tratar queimaduras graves e efeitos sobre doenças dermatológicas.

CAPÍTULO III
FIBRAS AJUDAM NO COMBATE O CÂNCER

À primeira vista, alimentos como goiaba, cebolinha, cenoura, tangerina, soja, arroz integral e aveia não tem nada em comum. Mas acontece que esses itens – e muitos outros – são carregados de fibras: substâncias valiosas. Entre seus efeitos estão o estímulo da saciedade, a melhora do funcionamento do intestino e a proteção contra câncer nesse órgão. Estudos recentes mostram que elas também previnem tumores no pâncreas e na mama. Os estudos mostraram que a ingestão diária de 10 gramas de fibras solúveis previne em 26% o risco de o mal se desenvolver.

O motivo para tal é que as fibras reduzem o estrogênio que circula pelo sangue.

Aliadas na perda de peso

Quem deseja ter uma silhueta mais elegante não pode deixar as fibras fora do cardápio. Uma refeição repleta de fibras demora a ser mastigada e também digerida. Como consequência, a sensação de saciedade dura mais tempo e a vontade de comer não aparece tão cedo. Além disso, ao caprichar em cereais, leguminosas, raízes e frutas, tende a haver uma redução no consumo de gorduras e açúcares.

Duas versões da substância
SOLÚVEIS:

Ao entrar em contato com a água, elas formam uma espécie de gel, que promove saciedade e ajuda a controlar a presença de glicose no sangue, além de controlar o colesterol. Nesse grupo estão a pectina, a goma e a mucilagem, que aparecem nas leguminosas, nas frutas e no farelo de aveia.

INSOLÚVEIS:

Não são nada viscosas e têm como principal função aumentar o bolo fecal e, assim, melhorar o funcionamento do intestino. Representadas pela celulose e pela lignina, são encontradas na camada externa de grãos e cereais, no farelo de trigo, na casca de frutas e na soja.

Fontes de fibras

1 concha média de soja 23,9g
1 concha média de grão-de-bico............................17,3g
1 concha média de ervilha 13,5g
1 concha média de feijão-carioca...........................11,9g
½ xícara (chá) de cereal à base de trigo 11,5g
1 concha média de lentilha...................................11,1g
1 goiaba branca...10,7g
1 colher (sobremesa) de cebolinha.........................6,4g
1 mexerica..4,19g
1 pera..3,3g
1 colher (sopa) de semente de linhaça.....................3,3g
1 colher (sopa) de farelo de trigo..........................3,1g
1 colher (sopa) de abacate...................................2,83g
1 maçã argentina...2,6g
1 laranja com membrana......................................2,6g
5 folhas de couve-manteiga..................................2,35g
3 colheres (sopa) batata-doce cozida......................1,98g
1 escumadeira de arroz integral 1,62g
3 colheres (sopa) de mandioca..............................1,44g
1 figo fresco...1,4g

1 colher (sopa) de flocos de aveia............................1,37g
1 fatia de pão de fôrma integral...............................1,3g
1 ameixa-preta seca...1,2g
3 colheres (sopa) de cenoura ralada.......................1,14g
3 folhas de alface lisa..1,05g
1 colher (sopa) de farelo de aveia..........................1,02g
3 colheres (sopa) de brócolis cozidos...........................1g
1 escumadeira de arroz branco...............................0,96g

CAPÍTULO IV
OS PERIGOS DO
CONSUMO EXCESSIVO
DE AÇÚCAR

Quando se fala em dependência química, as primeiras imagens que se forma em nossos pensamentos são usuários de drogas ilícitas, quadro de alcoolismo ou tabagismo, etc; e não a figura ingênua daquela pessoa que adora doces. Ou seja, aquele a quem todos chamam de "formiguinha" pode ser um viciado em açúcar, substância presente em alimentos doces e salgados que pode ser tão perigosa à saúde quanto às citadas anteriormente.

Segundo pesquisas, tal consumo exagerado torna o indivíduo mais propenso a desenvolver certos tipos de cânceres, como o de mama e o colorretal. Além disso, boa parte do açúcar que consumimos é convertida em gordura visceral e, consequentemente, em prejuízos. Ela se deposita principalmente ao redor da cintura, fazendo com que o corpo adquira uma forma de maçã. E acarreta todos os problemas médicos associados à ingestão da substância.

Se engordarmos comendo 3.000 calorias com duas dietas diferentes, uma com 20% de açúcar e outra com 10%, a primeira multiplicará mais as células de gordura, apesar de o número de calorias ser o mesmo.

Doce veneno

Dentre os quadros clínicos desencadeados pelos excessos, estão as doenças cardiovasculares, a hipertensão arterial e a obesidade. Esse último facilita o surgimento do diabetes tipo 2, patologia crônica subestimada pelos "formiguinhas". A doença torna o organismo resistente à insulina, que é um hormônio produzido pelo pâncreas para controlar a entrada de açúcar nas células. Se a insulina produzida é insuficiente ou ineficaz, os açúcares acabam retidos na corrente sanguínea, acarretando uma série de complicações até a morte – caso a enfermidade não seja devidamente tratada.

O sobrepeso resulta em danos na coluna, aterosclerose (fechamento dos vasos que fornecem sangue e oxigênio ao coração) e lesões no fígado. Aumento do volume do abdômen e flatulência são outros problemas comumente apresentados por viciados em açúcar. Tais alterações podem, entre outros fatores, relacionar-se a mudanças na microbiota intestinal. O excesso de açúcares simples (caso da sacarose, que é o tipo usado nos lares) leva à maior fermentação, o que gera desconforto abdominal e gases.

Realmente necessário?

Você já deve ter ouvido falar que o corpo humano precisa de açúcar para desempenhar as atividades rotineiras. Pois é bom saber que a substância em questão não é a sacarose, mas sim a glicose, que atua como principal combustível no funcionamento de órgãos, tecidos e músculos. É considerada um carboidrato simples, pois sua absorção pelo organismo é feita rapidamente.

Isso não significa, contudo, que uma alimentação saudável deve ser baseada somente me glicose pura, tampouco em outros carboidratos simples, como a frutose (derivado das frutas e do xarope de milho), a lactose (presente no leite) e também a maltose (cervejas e cereais).

Desejo incontrolável

Exagerar nessas substâncias pode desencadear compulsões. Dependentes de açúcar sofrem assim como viciados em álcool e drogas. A causa disso está na forma como o ingrediente é metabolizado: quando ingerimos alimentos ricos em carboidratos simples, acontece um pico no nível de glicose no corpo, que é seguido por uma baixa. Durante essa baixa, sentimos falta de disposição e passamos a desejar mais açúcar. Isso cria um ciclo vicioso.

Além disso, a glicose estimula o sistema límbico – parte do sistema nervoso central responsável pela sensação de prazer. Ao ingerirmos doces, há secreção de insulina. A reação química acaba priorizando a entrada de triptofano no cérebro. Tal aminoácido serve como matéria-prima para a fabricação de serotonina, levando o corpo à sensação de calma, prazer e bem-estar.

Faz parte da nossa cultura consumir um doce como sobremesa, recompensar boas atitudes com guloseimas, tomar um café com bolo com os amigos no final de tarde, etc. Por anos, essas situações nos condicionam a associar o açúcar a lembranças de bons momentos.

Solução complexa

O certo é investir nos carboidratos complexos, presentes em alimentos como arroz, cereais, pães e massas. Eles garantem maior saciedade e não geram picos no índice glicêmico. Por exemplo, se você consome 2.000 kcal/dia, não deve exceder 200 kcal de açúcar ou carboidratos. Isso equivale a duas colhes de sopa (24 g). Mas atenção: essa quantidade se refere ao total consumido durante o dia, em todos os alimentos. Ou seja: abrange desde a colher de chá que você usa para adoçar o café da manhã até a quantidade presente em biscoitos, bolos, tortas e outros doces.

O efeito do controle

Por isso, é preciso ficar atento aos alimentos que contêm açúcares escondidos.

O uso controlado de adoçantes, mel e açúcar mascavo ajuda a livrar-se da sacarose.

Embora esteja comprovado que o excesso de frutose pode ser mais prejudicial do que o de glicose, o problema está no xarope de milho, e não nas frutas. O ideal é fugir da primeira opção. As frutas são acompanhadas por minerais, vitaminas e fibras, que reduzem os malefícios do açúcar no organismo. Já o xarope de milho, utilizado pela indústria, é uma combinação quase em partes iguais de glicose e frutose. Isso porque essa última é 70% mais doce que a sacarose, e seu custo mais barato. A frutose é mais estável em soluções líquidas como os refrigerantes, justificando seu uso disseminado nestes.

Açúcares escondidos

Quanto mais condimentado e processado o alimento, maior a quantidade de aditivos, açúcar e "realçadores" de sabor. Como a determinação do conteúdo de açúcares simples (glicose, frutose, sacarose) não é obrigatória na rotulagem e nas tabelas de alimentos brasileiros, precisamos buscar em tabelas estrangeiras e rótulos de produtos estrangeiros. Lembre-se: o valor máximo de consumo diário é igual a 24 g (colheres de sopa). Vejamos alguns exemplos:

- Molho de tomate enlatado: 1 colher de sopa (20 g) = 0,7 g
- Molho de maionese: 1 colher de sopa (12 g) = 0,9 g
- Molho de tomate enlatado temperado com pimenta e sal: 1 colher de sopa (20 g) = 1,4 g
- Salsicha americana (Frankfurt): 1 unidade (45 g) = 2 g
- Linguiça italiana defumada de peru: 1 gomo (56 g) = 2 g
- Linguiça de porco, boi e frango defumada: 1 gomo (84 g) = 2 g
- Molho de tomate enlatado com sal: 1 colher de sopa (20 g) = 2,1g
- Linguiça de porco e boi Berliner: 1 gomo (50 g) = 2,2 g
- Ketchup: 1 colher de sopa (15 g) = 3 g

O tipo de açúcar menos prejudicial

Textura, sabor nutrientes dependem da matéria-prima e refinamento. Veja as diferenças e calorias por cada colher (chá):

ORGÂNICO: Sua produção não utiliza agrotóxicos durante o plantio da cana. Apresenta cristais grossos e escuros (17 kcal).

MASCAVO: O sabor forte lembra o da rapadura. Como não passa por refinamento, preserva ferro, magnésio e cálcio (15 kcal).

LIGHT: Mix do açúcar refinado a adoçantes artificiais. Adoça mais com uma menor quantidade do produto, levando o indivíduo a consumir menos calorias (14 kcal).

REFINADO: É o açúcar branco. Não tem vitaminas e nem sais minerais (20 kcal).

DEMERARA: Passa por leve refinamento. Tem valor nutricional semelhante ao do mascavo (20 kcal).

CRISTAL: possui grãos maiores e mais transparentes do que os demais, e quase 90% de sais minerais a menos (20 kcal).

CAPÍTULO V
OS BENEFÍCIOS DA GRANOLA

A granola é um alimento saudável e importante para o bom funcionamento do organismo. Originalmente criado como alimento alternativo para vegetarianos que buscavam uma opção saudável e energética no café da manhã, a granola hoje é encontrada nos mais variados tipos.

Feito da mistura de vários alimentos, a granola é um rico preparo de nutrientes indispensáveis para uma alimentação saudável.

É muito difundido entre praticantes de esportes, por repor as reservas de carburantes energéticos, glicogênios, gorduras, vitaminas e sais minerais, sendo uma alimentação muito apropriada antes e após a prática esportiva.

Existem diversos tipos de granola encontrados no mercado; em sua maioria, são compostos de cereais, frutas desidratadas, frutos oleaginosos e açúcar mascavo ou orgânico. Entre os alimentos encontrados em sua composição normalmente encontram-se:
- Aveia
- Flocos de arroz
- Gérmen de trigo
- Coco
- Uva passa
- Banana passa
- Flocos de maçã
- Castanha-do-pará
- Castanha de caju
- Nozes
- Amendoim
- Milho

- Centeio

Importância e valor nutricional da granola

A granola também exerce um papel importante em nossa saúde, mesmo quem não é praticante de atividades físicas. As fibras presentes em sua composição auxiliam na regularização das funções intestinais, controlando taxas de açúcar e gordura no sangue, e suas vitaminas e minerais antioxidantes combatem os radicais livres, atuando como auxiliares de reações químicas que geram energia para o organismo.

A importância de uma alimentação saudável é refletida no cotidiano e no bem-estar de cada indivíduo. Sem bons alimentos que forneçam vitaminas e nutrientes, não há como ter uma boa qualidade de vida. A alimentação influencia no funcionamento dos sistemas nervoso, glandular, ósseo, muscular, urinário, digestivo, respiratório, cárdio-circulatório, assim como no comportamento, humor, memória, inteligência e na disposição física e sexual.

Ainda na parte física, a alimentação saudável mostra-se importante para o sistema de defesa do organismo, de modo a afastar diversos tipos de males e auxiliar na criação de anticorpos, que combaterão agentes infecciosos e doenças.

É necessário sempre observar que não é a quantidade de alimentos ingeridos que protege e fortalece o organismo; mas sim, a qualidade e ingestão das refeições, com horários regulares, calorias balanceadas e nutrientes necessários.

Benefícios da granola

A granola é um conjunto de cereais que tem como maior trunfo favorecer o trânsito intestinal, combatendo a prisão de ventre e ajudando a emagrecer. Trata-se, além de tudo, de um alimento versátil que dispõe de diversas formas de consumo, sendo saboroso e saudável, podendo ser acompanhado com leite, açaí, iogurte ou qualquer tipo de fruta, como morango e banana, por exemplo.

Possui entre seus componentes muitos elementos antioxidantes que contribuem para diminuir o risco de desenvolver doenças como câncer e controlar outros males como colesterol (LDL), diabetes e envelhecimento, entre outros.

INFORMAÇÃO NUTRICIONAL (PORÇÃO DE 10 G = 1 COLHER DE SOPA)			
Valor energético	Carboidratos	Proteínas	Gorduras totais
37 kcal – 154 kj	6,4 g	Menor ou igual a 0,5g	1,1g
2%	2%	0%	2%
Gorduras saturadas	Gorduras trans	Fibra alimentar	Sódio
Menor ou igual a 0,2g	0g	Menor ou igual a 0,5g	36mg
0%	0%	0%	1%

Alguns tipos de granola encontrados no mercado
GRANOLA TRADICIONAL

Ingredientes: aveia em flocos, açúcar mascavo, farelo de trigo, açúcar, gérmen de trigo, uva passa, óleo de soja, coco ralado, canela.

GRANOLA TRADICIONAL SEM ADIÇÃO D AÇÚCAR

Ingredientes: aveia em flocos, malte de cereais, farelo de trigo, uva passa, flocos de milho, canela.

SUPER GRANOLA

Ingredientes: aveia em flocos, açúcar mascavo, flocos de milho, mel, farelo de trigo, gérmen de trigo, uva passa, castanha-do-pará, flocos de arroz, linhaça.

SUPER GRANOLA SEM ADIÇÃO DE AÇÚCAR

Ingredientes: aveia em flocos, farelo de trigo, gérmen de trigo, castanha-do-pará, uva passa, banana passa, malte de cereais, óleo de soja, flocos de arroz, coco ralado, flocos de milho sem açúcar, canela, linhaça, gergelim.

Componentes da granola

A composição de inúmeros grãos ricos em fibras torna a granola um alimento com propriedades eficientes no combate de vários males. Entenda como age cada um destes componentes e saiba como este alimento pode auxiliar na saúde do seu organismo.

AVEIA

Por ser capaz de prevenir e até mesmo tratar doenças – como hipertensão, diabetes, colesterol alto (LDL) e obesidade – se consumida diariamente, a aveia é considerada um alimento funcional de altíssimo valor nutricional, cheio de fibras, vitaminas, ácidos graxos, minerais e proteínas. Rica em beta-glucanas, um tipo de fibra solúvel também encontrada na soja que retarda o esvaziamento gástrico, promove uma sensação de saciedade maior e fornece um melhor funcionamento do intestino.

Benefícios da aveia para a saúde

- Controla a glicemia (o açúcar presente no sangue);
- Melhora a circulação sanguínea, inibindo a absorção da gordura no sangue (colesterol ruim).
- Quando consumida diariamente, a aveia diminui a formação de placas de gordura nas veias, que são responsáveis pelo desenvolvimento de doenças cardiovasculares.
- O consumo regular de aveia faz com que o intestino funcione corretamente devido à grande quantidade de fibras do alimento, fazendo com o organismo absorva maiores quantidades de nutrientes.
- Para os diabéticos, a aveia tem uma função de retardamento de absorção do açúcar pela corrente sanguínea.
- Ainda no combate ao colesterol alto, a aveia é uma ótima aliada na redução de LDL, uma vez que as fibras presentes em sua composição são solúveis na água e se transformam em um gel, fazendo com que o colesterol

ruim seja reduzido, prevenindo assim doenças cardíacas e, inclusive, câncer no intestino.

Entre outras aplicações, a aveia pode auxiliar em problemas como infecções urinárias (cistites uretrites), dores musculares (aplicado sobre a pele), problemas de pele, insônia e enxaquecas.

Dicas importantes

- Como o sabor da aveia não agrada a todos os paladares, recomenda-se que seja consumida em sua alimentação diária através de pães, biscoitos, bolos, vitaminas e mesmo com a granola.
- A aveia é encontrada em farelo e floco. O consumo do farelo é mais nutritivo, porém todos são benéficos ao organismo.
- É recomendado comprar a quantidade necessária para o consumo em curto espaço de tempo, uma vez que se trata de um produto mais gorduroso que os demais.
Sua conservação por tempo maior que o tempo necessário pode torná-la rançosa.

Vitaminas

Não só as fibras presentes na aveia, mas outras propriedades importantes em sua composição são de extrema importância: trata-se de uma ótima fonte de vitaminas e minerais. Entre eles estão: cálcio, ferro, cobre, zinco, magnésio, fósforo manganês. Além da vitamina E, vitaminas do complexo B e proteínas.

Porém, o consumo de aveia só trará benefícios se a dieta estiver associada a uma disciplina alimentar equilibrada e saudável.

O farelo e a farinha também são outras formas de consumo da aveia; sendo o farelo mais rico em beta-glucana do que a aveia em flocos. Recomenda-se o consumo diário de três gramas de beta-glucana, o que seria equivalente a três colheres (40 g) de farelo de aveia; ou então quatro colheres (60 g) de farinha de aveia.

Análise nutricional por 100 g

Sódio...5 mg
Potássio...400 mg
Cálcio..76 mg
Fósforo..430 mg
Ferro...4 mg
Cobre..0,47 mg
Magnésio..140 mg
Vitamina E..1 mg
Zinco...4 mg
Vitamina B1..0,56 mg
Vitamina B2..0,15 mg
Vitamina B3...1 mg
Vitamina B6..0,16 mg

Flocos de arroz

Fonte de fibras, vitaminas do complexo B e sais minerais, o arroz é um componente básico na alimentação de mais da metade da população mundial. É um alimento rico em amido e uma ótima fonte de energia que fornece ferro, vitamina B e proteínas.

Os flocos de arroz são resultado de um processo de cozimento dos grãos de arroz selecionados prensados em forma de bolinha e posteriormente secos, num processo que combinam alta temperatura e pressão. Contém carboidratos, gordura de boa qualidade e fibras; rico em vitaminas do complexo B e em minerais.

Análise nutricional por 100 g
Proteínas...5,7 g
Hidratos de carbono...74,6 g
Lipídios..1,1 g
Fibras alimentares...1,3 g
Valor energético ....336 kcal

Gérmen de trigo
O gérmen de trigo é considerado um alimento de alto valor nutricional; é rico em sais minerais, proteínas, ácido glutâmico, vitaminas do complexo B, vitamina A e ferro, além de ser uma das maiores fontes de vitamina E. Por tudo isso, é, sem dúvida, a parte mais nobre do grão de trigo.

Assim como a aveia, o gérmen de trigo possui alto teor de fibras, desempenhando um grande papel na regularização do trânsito intestinal.

O gérmen de trigo pode auxiliar na redução de peso e também no controle da glicemia.

Devido a grande quantidade de vitaminas do complexo B, torna-se um excelente antianêmico. Além disso, tem propriedade antioxidante, graças ao ácido fólico encontrado em suas composições.

Para doentes diabéticos, a presença das vitaminas B1 e E diminui a concentração de açúcar no sangue e na urina.

Age em diabéticos eliminando a concentração de açúcar no sangue e na urina devido às vitaminas B1 e E.

O consumo diário de quatro a cinco colheres de sopa de gérmen de trigo, que deve ser utilizado como complemento à medicação utilizada, facilita a absorção de insulina e tende a normalizar o metabolismo.

Também é encontrada no gérmen de trigo a substância *auxina*, que induz o crescimento, a multiplicação celular e regeneração dos tecidos. Sem sua presença, o consumo de vitamina B1 pode conduzir a uma degeneração óssea e envelhecimento precoce.

A ação regenerativa do gérmen de trigo age durante o sono, quando é mais ativa, sendo importante a boa manutenção deste período.

Dicas importantes

- Gérmen de trigo é quase como uma transfusão de sangue, pois age como um maravilhoso rejuvenescedor, ajuda o corpo a remover toxinas que se acumulam por anos e a substituir células velhas por novas.

- Estes, aliás, são os dois problemas que causam doenças em nossos corpos e que o gérmen de trigo recompõe.

Em doenças crônicas, incluindo câncer, pode haver uma tentativa do corpo de se livrar das toxinas acumuladas, resultando em diarréia ou vômito. Ambas as condições são, nesse caso, bem-vindas. Se isto acontecer, reduza pela a metade a quantidade de suco de gérmen de trigo consumido e use-o mais diluído.

- Gradualmente, comece a aumentar a quantidade na medida em que o corpo aprenda a lidar com a remoção das toxinas de forma mais branda.

Recomendações

- Eficaz na prevenção de arteriosclerose pela grande quantidade de vitamina E;
- Auxiliada nos transtornos digestivos;
- O gérmen de trigo previne a acumulação de colesterol ruim nas artérias por conter fosfolipídios;
- Ideal para gravidez, na lactação, crescimento, estados pós-operatórios;
- Um grande aliado no auxílio da beleza capilar, unhas e pele por conter em suas propriedades o zinco e vitamina B;
- Reduz a concentração de açúcar no sangue por conter em sua composição magnésio e vitamina F.
- Calmante;
- Condicionador;
- Dermoprotetor;
- Emoliente;
- Fonte de vitaminas;
- Hidratante;
- Lubrificante;
- Indicado para casos de insuficiência de proteínas;
- Dietas inadequadas;
- Combate o colesterol ruim (LDL).

Coco

O coco é um fruto muito rico em termos nutricionais, pois, além dos benefícios que traz na água presente em seu interior, o alto teor de fibras encontrado na polpa auxilia no bom funcionamento do intestino. Mas, diferentemente da água de coco, a polpa é extremamente calórica: cada 100 g contém aproximadamente 370kcal.

Seu valor nutritivo tem variação de acordo com seu estado de maturação. Porém, geralmente apresenta excelente teor de sais minerais, como potássio, fósforo, sódio e cloro. Em sua propriedade são encontradas proteínas, gorduras, vitaminas A, B1, B2, B5, carboidratos e magnésio.

Riquíssimo em ácido láurico e o monolauril, duas gorduras de rápida digestão que servem de combustível para gerar energia, o coco age reduzindo o percentual de gordura corporal, uma vez que os triglicerídeos de cadeia média favorecem a oxidação de ácidos graxos e sua utilização como fonte de energia.

A dupla de ácidos também regula o funcionamento da tireóide, acelerando o metabolismo orgânico e facilitando o emagrecimento. Ao contrário do que muitos acreditam, a água de coco funciona apenas como um refrescante e não auxilia diretamente na perda de peso.

Outras funções importantes destes ácidos no organismo do indivíduo são as atuações como:
- Antivirais;
- Combate fungos e bactérias;
- Aceleradores da resposta imunológica;
- Responsáveis pelo aumento do colesterol bom (HDL);
- Protetores do coração.

Análise nutricional por 50 g
Proteínas...24 g
Gordura trans...0 g
Sódio ....23 mg

Fibra alimentar..1,9 g
Gorduras totais...18 g
Carboidratos..1,4 g
Valor calórico...250 kcal

Dicas importantes:

- Como já obervados antes, as gorduras não são encontradas na água do fruto, e sim em sua forma de leite de coco ou coco desidratado ou natural.
- Embora saudável, o fruto verde não tem as mesmas propriedades, uma vez que neste estágio ainda não há teor significativo de ácido láurico e monolauril.

Uva passa

A uva passa é um fruto desidratado que sempre foi visto como um alimento rico em propriedades nutricionais, conhecidas desde os tempos pré-históricos. Também a uva passa, assim como os outros componentes da granola, tem em suas propriedades alto conteúdo de fibra, importantíssimo para o bom funcionamento intestinal, e ao mesmo tempo auxiliando na eliminação de toxinas desnecessárias ao corpo.

Grande fonte de oligofrutossacarídeos, a uva passa possui ação prebiótica, ou seja, contém fibras hidrossolúveis.

É também um alimento rico em flavonóides, boro e ácidos fenólicos, que possuem um efeito de prevenção contra doenças crônicas e degenerativas, como algumas que aparecem em decorrência do envelhecimento.

O boro ganhou maior atenção e exposição após ser descoberto como forte aliado no combate à osteoporose pós-menopausa.

Os compostos fenólicos têm ainda maior abundância na fruta seca, uma vez que a substância tende a se concentrar ainda mais devido ao processo de desidratação.

A seguir, os principais benefícios da uva passa para a saúde:

- Saúde dos ossos: a uva passa possui uma alta concentração de boro, um elemento essencial para o desenvolvimento dos ossos e ligamentos, além de ter papel fundamental para as mulheres na prevenção e diminuição da perda óssea após a menopausa, o que pode causar osteoporose.

Estudos comprovam que doses de boro obtidas em dietas ricas em frutas e vegetais reduzem a desmineralização óssea e também a perda de cálcio.

- O boro também ajuda no tratamento dos sintomas da artrite, pois a suplementação de boro diminui o índice de formação de inflamação e de edemas.

- Câncer de cólon: devido à grande quantidade de fibras, e ser um alimento rico oligofrutossacarídeos e ácido tartárico e ter ação prebiótica, a uva passa pode ter uma ação preventiva no câncer colorretal.

- As fibras têm a função de acelerar o trânsito intestinal e isso pode ajudar na eliminação dos agentes cancerígenos.

Segundo estudos, os ácidos graxos produzidos pela fermentação das fibras no aparelho digestivo inibem a proliferação das células cancerígenas.

Os prebióticos da uva passa também estão relacionados a este processo; como essas substâncias se formam no processo de desidratação da uva passa, não é possível encontrá-las nas uvas frescas.

- Doenças cardiovasculares: a uva passa tem também uma capacidade cardioprotetora que está relacionada com o teor de fibras e também dos compostos fenólicos. As fibras ajudam na diminuição da absorção de colesterol ruim e produzem ácidos graxos pela flora intestinal.

Os compostos fenólicos podem prevenir a aterosclerose, pois possuem potencial antioxidante e anti-inflamatório.

Estudos comprovam que há um aumento significativo nos antioxidantes nos compostos fenólicos durante o processo de desidratação de frutas, aumentando assim a capacidade positiva das uvas passas nos processos oxidativos que levam a doenças crônicas.

- Acrescentar uva passa na dieta possui vários efeitos positivos, como por exemplo, reduzir os níveis de colesterol ruim e de substâncias inflamatórias no organismo.

A uva passa não aumenta o nível de triglicérides no sangue e, por isso, previne as doenças cardiovasculares.

Análise nutricional por 100 g

Vitamina E...0,12mg
Vitamina K..3,5mcg
Vitamina B12..0mcg
Vitamina C..2,3mg
Vitamina A...0mcg
Vitamina B6..0,18mg
Ácidos poli-insaturados...0,4g

Ácidos monossaturados...0,6g
Ácidos saturados..0,6g
Valor energético...299kcal
Carboidratos 79,18g
Colesterol...0mg
Açúcares...59,19g
Água..15,43g
Cálcio...50mg
Magnésio...32mg
Ferro...1,88mg
Selênio..0,6mcg
Sódio...11mg
Zinco..0,22mg
Cobre...0,32mg
Potássio...749mg
Fósforo..101mg
Proteínas..3,07g
Fibra..3,7g
Gorduras totais...0,46g

Banana passa

Fruto extremamente rico em potássio, ficando atrás apenas do abacate no que diz respeito à concentração deste mineral, auxilia na diminuição da pressão arterial e regula as funções musculares. Possui também alta concentração de fibras e frutoses, sendo também recomendada para quem sofre de hipertensão e consome medicamentos diuréticos.

Entre outras funções, a banana passa auxilia no bom funcionamento do sistema nervoso e no sistema imunológico, ajudando a regular a produção de células vermelhas do sangue, uma vez que é rica em vitamina B6.

Outros benefícios da banana passa para o organismo:

- Também fornece o aminoácido triptofano, que estimula a produção de serotonina, um neurotransmissor que produz um efeito calmante no corpo, logo, auxiliando a melhorar o humor e a regular o sono por possuir serotonina;
- O consumo de banana passa é indicado para atletas para melhorar o desempenho muscular e recuperar as reservas energéticas devido às grandes quantidades de carboidratos de fácil digestão e ao consequente aumento de glicose no sangue;
- É também recomendada para a alimentação de bebês, por apresentar baixo índice de alerginicidade;
É uma boa opção para o café da manhã e lanche da tarde.
- Também fornece o aminoácido triptofano, que estimula a produção de serotonina, um neurotransmissor que produz um efeito calmante no corpo;
- Uma banana passa média supre aproximadamente 45% da ingestão diária recomendada desta vitamina.

Análise nutricional por 100g

Proteínas..2,2g
Carboidratos...87g
Sódio 23mg
Gorduras..0,3g
Valor energético..33,3kcal

Maçã desidratada ou em flocos

Uma das frutas mais consumidas, a maçã, contém em sua composição uma fibra chamada *pectina*, que reduz o colesterol ruim e a glicose. É um excelente alimento para o cérebro, por conter ácido fosfórico em sua composição de fácil absorção pelo organismo.

Alguns dos benefícios da maçã são:

- Eliminar toxinas no fígado;
- Ajudar no crescimento muscular e na reparação dos tecidos musculares;
- Favorecer a eliminação de líquidos corporais, sendo muito adequado seu consumo em casos de obesidade e enfermidades reumáticas;
- A *pectina*, encontrada na casca, é uma fibra solúvel que auxilia na eliminação do excesso de gordura corporal, além de abaixar os níveis de colesterol ruim no sangue;
- Inibe a produção de substâncias envolvidas no processo alérgico e inflamatório, sendo assim indicado para quem tem asma;
- A presença de vitamina C e compostos fenólicos, que atuam na inibição da agregação plaquetária, o que nos protege da arteriosclerose;
- Atua contra a diarréia e reumatismo;
- Ajuda a digestão e modera o apetite;
- Previne alergias;
- Auxilia a evitar a formação de cálculos renais;
- Limpa o sangue;
- Previne o câncer digestivo;
- Pode prevenir o derrame;
- Retarda o envelhecimento;

- Auxilia no tratamento da gastrite, do nervosismo e da azia;
- Uma pesquisa realizada pela Universidade de Massachusetts Lowell, Estados Unidos, chegou à conclusão que o consumo diário da maçã preserva as funções cognitivas do cérebro, como memória e aprendizado, podendo prevenir contra o mal de Alzheimer.

Análise nutricional por 50g

Proteínas...0,9g
Sódio...0g
Gorduras saturadas...0g
Gorduras trans..0g
Carboidratos...42g
Fibra alimentar..4,3g
Valor calórico..158kcal
Gorduras totais...0g

Castanha-do-pará

Originada do nordeste do Brasil, como o nome sugere, a castanha-do-pará é um furto oleaginoso composto, em sua maioria, por gorduras benéficas que ajudam a evitar o colesterol ruim e protegem o coração.

É rica em nutrientes e proteínas, como ácido fólico, vitamina E, cálcio e potássio.

No entanto, seu composto mais benéfico é um mineral antioxidante chamado selênio. Uma série de pesquisas envolvendo o composto revela que ele é eficiente no combate aos radicais livres, fortalecendo o sistema imunológico e ajudando a evitar tumores. A quantidade do composto é tão grande na castanha-do-pará que uma unidade diária do fruto supre as necessidades do organismo.

Outras funções importantes da castanha-do-pará:

- Fundamental no funcionamento da tireóide, uma vez que, sem o selênio, não há produção de hormônios;
- Auxilia o organismo a expulsar toxinas e metais pesados que se encontram nas células, prevenindo tumores e fortalecendo o sistema imunológico;
- Devido à sua riqueza em gorduras mono e poli-insaturadas, reduz os níveis de colesterol ruim no sangue, de forma a aumentar o bom colesterol e impedir o surgimento de doenças cardiovasculares;
- Responsável pelo bom funcionamento cardíaco, manutenção celular e formação óssea, o magnésio encontrado na composição do fruto é outra importante fonte de benefícios;
- Contém ômega 3, que proporciona uma melhora nas habilidades motoras e na velocidade de reação;
- Reduz o estresse.

Análise nutricional por 100g

Proteínas...14g
Carboidratos...13g
Gorduras...66g
Gorduras poli-insaturadas.......................................21g
Gorduras saturadas..16g
Gorduras monoinsaturadas.....................................23g

Castanha de caju

A castanha de caju tem uma das mais poderosas forças benéficas para a alimentação do seu organismo. A castanha de caju aumenta os níveis de HDL, o colesterol bom, graças a um grande número de aminoácidos essenciais.

A castanha é rica em gorduras não saturadas (saudáveis), proteínas, carboidratos, ferro, cálcio, fósforo, sódio e vários tipos de aminoácidos essenciais. Entre eles, podemos destacar o argimino, que se converte em óxido nítrico, alargador das artérias e responsável pela diminuição da pressão sanguínea, o que ajuda a evitar ataques cardíacos.

A castanha de caju também tem ação anticancerígena, uma vez que é rica em fitoquímicos e fitoesteróis, e é também um ativador cerebral, auxiliando na manutenção da memória.

O fruto é ideal na composição de dietas oleaginosas, por ser rico em gorduras monoinsaturadas, redutoras do açúcar no sangue e atuantes no combate ao envelhecimento celular. Também pode-se destacar sua importância no emagrecimento por ativar o metabolismo e promover aceleração da queima de gorduras.

A exemplo da castanha-do-pará, a castanha de caju contém, ainda que em menor concentração, selênio, magnésio, e sais minerais como cálcio, ferro, potássio e fósforo, sem falar nos carboidratos ácido linoleico, vitamina B, vitamina B1, vitamina B2 e vitamina B5.

Análise nutricional por 100g

Proteínas 15,3g

Carboidratos..33g

Gorduras..46g

Gorduras saturadas...9g

Gorduras monoinsaturadas......................................27g

Gorduras insaturadas...8g

Nozes

Assim como outros frutos secos, as nozes são eficientes no combate ao colesterol ruim e um bom auxiliar no funcionamento do coração, já que ajudam a controlar a hipertensão e os níveis de glicose no sangue.

Por ser um alimento rico em minerais como o magnésio, cobre, selênio e zinco e em polifenóis e oligoelementos, as nozes tornam-se grandes auxiliares do organismo para a boa saúde do coração, evitando doenças e problemas cardiovasculares.

Segundo estudos, incluir nozes no hábito alimentar pode reduzir em até 10% o risco de problemas cardiovasculares.

O teor considerável em vitamina B6 promove o bom funcionamento do cérebro e a produção de glóbulos vermelhos.

Por ser uma fonte rica de substâncias como o potássio, de aminoácidos essenciais com a lecitina e de ácidos graxos como o ômega 3 e 6, a noz é um alimento considerado importante e deve ser consumido com frequência, não apenas em festas de fim de ano, mesmo que tenha grande concentração de calorias.

Nas nozes é possível encontrar o ácido elágico, antioxidante que favorece o sistema imunológico e pode prevenir o câncer, por propriedades que contêm e auxiliam as vias metabólicas responsáveis por desenvolvimento da doença. O ácido elágico, aliás, não apenas protege as células saudáveis dos danos causados pelos radicais livres como também as desintoxica, mantendo-as a salvo dos agentes cancerígenos. Além de tudo, as nozes são ricas em L-arginina, aminoácido essencial que ajuda a controlar a pressão arterial.

As vitaminas E e A e o zinco encontrados nas nozes combatem o processo de oxidação que provoca o envelhecimento da pele e reduzem a degeneração das fibras elásticas e do colágeno, aumentando a capacidade de hidratação da pele.

A vitamina E também é importante para estimular a fertilidade masculina.

Por outro lado, seus compostos chamados fitoestrogênios, reduzem os problemas relacionados à menopausa.

Fumantes ou pessoas que têm contato constante com a poluição das grandes cidades encontram no fruto um grande aliado, uma vez que os antioxidantes presentes nas nozes melhoram a resistência pulmonar e reduzem os danos das toxinas inaladas. Essas substâncias aumentam ainda as defesas contra doenças, segundo pesquisa feita na Universidade de Harvard, nos Estados Unidos.

Análise nutricional por 100g

Proteínas...14g
Carboidratos..18g
Gorduras..62g
Gorduras poli-insaturadas....................................39g
Gorduras saturadas..5,5g
Gorduras monoinsaturadas..................................14g

Amendoim

Por ter em sua composição uma abundância de substâncias e vitaminas essenciais, como o aminoácido *arginina* e as vitaminas do complexo B, o amendoim é considerado um alimento rico e importante para a saúde.

A presença de ácidos graxos monoinsaturados contribui para diminuir a oxidação, aumenta a captação do colesterol ruim e eleva as taxas do colesterol bom, um processo importante para evitar o aparecimento de doenças cardiovasculares.

Composição e benefícios para a saúde:

- Importante para o corpo por ser fonte concentrada de energia, a gordura serve de transporte e absorção das vitaminas lipossolúveis (insolúveis em água), além de ser precursora de diversos hormônios e proteger as membranas celulares;
- O ômega-3 reduz moderadamente os níveis de triglicérides no sangue e a pressão arterial. Junto com o ômega-6, previne o envelhecimento, funcionando como renovador celular;
- A presença de selênio confere eficácia na redução do estresse celular, físico e emocional;

- Importante para a circulação, fortalecimento dos músculos e para cicatrizações, o magnésio é essencial para o sistema nervoso e em casos de estresse;
- A presença do cálcio proporciona fortalecimento da estrutura óssea e previne a osteoporose.
Deve ser sempre consumido com o magnésio;
- A concentração de vitamina E tem ação de antioxidante, de combate ao excesso de radicais livres e prevenção de tumores, aumentando a resistência muscular ao reduzir dores e preservar o sistema imunológico;
- As vitaminas do complexo B presentes no amendoim auxiliam o sistema nervoso por facilitar a digestão, com o extra de afastar o meu humor, já que ajuda na formação de neurotransmissores como a serotonina;
- Ferro: importante na dieta de gestantes, uma vez que auxilia na formação do sistema nervoso da criança e reduz infecções comuns na gravidez.
É um nutriente importante para a vida inteira, pois é parte das células vermelhas e sua carência é diagnosticada como anemia;
- A presença de ácido fólico (ou folato) é essencial para a formação correta do sistema nervoso do feto;
- O fósforo e o potássio auxiliam na reposição de energia para quem pratica atividades físicas.
O fósforo ajuda na formação óssea, sendo também fundamental na constituição dos rins. O potássio melhora a contração muscular, essencial para a prática de exercícios;
- Apesar do alto valor calórico, por ser um alimento de origem vegetal, o amendoim não contém colesterol;
- Fibras: geram saciedade e ajudam no emagrecimento.

A favor da beleza: além de ser um alimento que possui renovadores celulares e proteger contra o envelhecimento precoce, tem ação anti-inflamatória e protege os vasos sanguíneos, combatendo o enfraquecimento de unhas e cabelos, regulando a oleosidade e afastando dermatites e seborreia.

Análise nutricional por 100g

Fibra alimentar 2,7g
Vitamina B1...0,14mg
Vitamina E...8,8mg
Folato..70mg
Niacina..12mg
Cálcio..72mg
Ferro...2,2mg
Potássio..700mg
Sódio..5mg
Fósforo...407mg
Proteínas..26,2g
Carboidratos...20,6g
Gorduras saturadas..9,3g
Gorduras insaturadas..39g
Gorduras totais..48,7g

Flocos de milho

Os grandes precursores da granola que conhecemos hoje, os flocos de milho, são obtidos de grãos cozidos, prensados e posteriormente secos. A presença de carboidratos complexos, fibras, vitaminas A, C e do complexo B e minerais, além do alto valor nutritivo, garantem aos flocos de milhos a classificação de alimento essencial à saúde.

Fundamental para a eliminação das toxinas do organismo humano, participa na absorção de carboidratos, que retardam a absorção da glicose, alteram a captação de alguns minerais pelo intestino e mantêm os níveis de colesterol.

Com uma quantidade significativa de ácido fólico, o milho tem papel importante na manutenção do bom funcionamento do coração.

O folato, uma das vitaminas do complexo B, tido como necessário na gestação a fim de evitar defeitos nos nascimentos, também auxilia a obter níveis mais baixos de *homocisteína*, uma proteína tóxica existente no sangue que pode causar danos nas artérias, incluindo as do cérebro e do coração.

A *homocisteína* pode danificar os vasos sanguíneos, sendo um perigoso fator de risco na ocorrência de ataques cardíacos ou derrames, além de doenças vasculares periféricas.

Podemos destacar também a presença de tiamina (vitamina B1), que participa integralmente nas reações enzimáticas centrais de produção de energia, sendo fundamental para as células do cérebro e para a função cognitiva.

Análise nutricional por 30g

Sódio..45mg
Proteínas..2,8g
Carboidratos...26g
Fibra alimentar...1,0g

Gorduras saturadas...0g
Gorduras trans...0g
Gorduras totais...0,4g
Valor energético..119kcal

Curiosidades sobre o milho

- As principais vitaminas do milho são betacaroteno (provitamina A), a vitamina C e as vitaminas do complexo B. A vitamina A, segundo estudos recentes, age como antioxidante e combate os radicais livres que aceleram o envelhecimento e estão associados a algumas doenças.
- O complexo B, formado pelas vitaminas B1, B2, B5, B6 e B12, atua sobre o sistema nervoso, a renovação das células, a produção de glóbulos vermelhos do sangue (hemácias) e o funcionamento da tireóide e o aparelho reprodutor. Já a vitamina C é indispensável para o metabolismo para o metabolismo de absorção do ferro e da formação de hemoglobina.
- O milho concentra sais minerais, fósforo, cálcio, ferro, cobre, zinco, enxofre, magnésio e manganês.

Centeio

Assim como quase todos os componentes da granola, o centeio é uma boa fonte de fibras e, mais que isso, a fibra do centeio é muito rica em polissacarídeos não-amiláceos, tendo uma grande capacidade de ligação com a água e dando uma sensação de plenitude e saciedade.

Segundo o que algumas pesquisas apontam, a ingestão de alimentos ricos em fibras, como as encontradas no centeio, pode ajudar mulheres a evitar cálculos biliares. Além disso, a fibra pode ser eficaz no combate a outras doenças e males, como as cardiovasculares e as gastrointestinais.

Uma das propriedades das fibras é a sua capacidade de se ligar às toxinas existentes no cólon e removê-las do organismo. Essa ligação auxilia na proteção das células do cólon.

Outro benefício da fibra contida no centeio é a capacidade de prevenir e controlar níveis altos de açúcar no sangue, o que, em pacientes com quadro de diabetes, é importante.

O consumo de uma dose de cereais integrais como o centeio pelo menos seis vezes por semana é sugerido especialmente para as mulheres que já entraram na menopausa e tenham níveis de colesterol (LDL), pressão arterial elevada ou outros sinais de doença cardiovascular.

O centeio também se mostra eficiente na menopausa por conter um tipo de lignana com atividades fito-estrogênicas, que atua como um estrógeno natural e, embora seu efeito seja menor, pode auxiliar a atividade estrogênica. O fato é que, para algumas mulheres, estes fito-estrogênicos são suficientemente fortes para ajudar a evitar ou reduzir os incômodos sintomas da menopausa. Além disso, estão associados à proteção contra o câncer de mama em mulheres na pré-menopausa.

Análise nutricional por 50g

Fósforo..92,6mg
Cálcio..11mg
Niciana...0,3g
Ferro...0,5mg

Carboidratos..39g
Vitamina B1..0,7g
Vitamina B2...0,04mg
Fibra alimentar...0,2g
Lipídios...1,0g
Proteínas..4,7g
Colesterol...0mg
Gorduras trans..0g
Gorduras totais...0,5g
Valor calórico..180kcal

CAPÍTULO VI
ALIMENTOS
INTEGRAIS

Para uma alimentação rica em nutrientes e mais próxima ao natural, os alimentos devem possuir algumas qualidades específicas. Alimentos integrais são aqueles mantidos com a composição que receberam da natureza.

É o alimento na sua forma completa, com todos os nutrientes necessários para o equilíbrio e bom funcionamento do organismo. São aqueles que não passaram pelo processo de beneficiamento ou refinamento industrial, sendo, portanto, mais completos.

Os cereais integrais ainda possuem películas que envolvem os grãos, ricas em nutrientes como fibras (importante para manutenção e funcionamento adequado do intestino), vitaminas e minerais.

Apesar de ingerirmos apenas alguns tipos de grãos integrais, a natureza nos proporciona imensa diversidade de tipos de grãos que também podem trazer muitos benefícios à nossa saúde. Segue abaixo alguns exemplos de alimentos integrais:

AÇÚCAR MASCAVO

É o açúcar de cana integral, que não passa pelos processos de refinamento e industrialização.

De coloração marrom, é rico em cálcio, ferro, potássio e diversas vitaminas que não são encontradas no açúcar refinado.

É importante lembrar que o açúcar mascavo não é aconselhável para diabéticos.

AVEIA

Reconhecida como cereal energético, tem como principais funções aumentar a resistência física e auxiliar no tratamento da anemia e na regularização da taxa glicêmica (açúcar), sendo especialmente recomendado aos diabéticos, e estimular a tireóide com o aquecimento do corpo no inverno.

A aveia é rica em vitaminas do complexo B, cálcio, fósforo, ferro, sódio, potássio, cloro, magnésio e manganês.

AVEIA (farelo)

É a película do grão de aveia que, por ser rica em fibras hidrossolúveis, consegue eliminar o alto nível de colesterol ruim (LDL) no sangue após oito semanas de uso constante.

O cozimento da aveia é ótimo tônico, fortificando convalescentes.

Excelente nas enfermidades dos rins, pulmões, garganta, diabetes, reumatismo e enfraquecimento.

SEMENTE DE GIRASSOL

O consumo diário de sementes de girassol previne o aparecimento de câimbras.

O chá da semente é eficiente contra enxaquecas e dores de cabeça de origem nervosa.

É rica em proteínas e vitaminas do complexo B.

FARELO DE TRIGO

Evita problemas no intestino como a diverticulite e a prisão de ventre. Tem baixo teor calórico.

Recomenda-se consumir com frutas amassadas, leite, sopas, sucos, pães e bolos.

CENTEIO (grãos, farinha, floco)

Indicado para os casos de hipertensão arterial, doenças cardíacas e falta de memória. É rico em cálcio, ferro, magnésio e fósforo, favorecendo a circulação.

AVELÃ

Excelente tônico cerebral. O óleo é utilizado como tônico capilar de grande eficácia.

CEVADA EM GRÃO

Cereal leve e refrescante, que pode ser consumido em forma de pão ou grãos cozidos (puros ou em sopas).

A cevada auxilia o tratamento de inflamações, evita desarranjos intestinais e auxilia na boa calcificação dos ossos, por ser rica em cálcio, potássio, fósforo, silício, vitamina B e caroteno.

CEVADA (café de cevada)

Com os grãos torrados e moídos, também pode-se preparar o café de cevada, que acalma os nervos e é excelente fortificante para o cérebro.

FARINHA DE TRIGO INTEGRAL

É o grão de trigo moído e não refinado. Utilizada no preparo de bolos e pães, substituindo a farinha branca comum. Possui vitaminas A, B, zinco, magnésio, cromo, etc.

GERGELIM

Sementes pretas, brancas ou amarelas que contêm lecitinas e fosfatos em abundância.

Consumir gergelim aumenta a atividade e o reflexo do cérebro. Além disso, as sementes são ricas em vitamina A, cálcio, proteínas e calorias.

GÉRMEN DE TRIGO

Possui vitaminas E, B e proteínas. É excelente em caso de esterilidade e distúrbios da menopausa e diminui a tensão arterial e varizes.
Pode ser usado no iogurte, coalhadas, sucos, etc.

GLÚTEN

O glúten é uma proteína do trigo encontrada em massas e farinhas. É ele que dá liga na massa e também ajuda o pão a crescer.

Um pão rico em glúten tem muita proteína e, principalmente, menos carboidratos, que são compostos altamente calóricos.

É um alimento nutritivo, cheio de proteínas, fósforo, cálcio, ácido glutâmico (alimento de cérebro) e vitaminas do complexo B.

LECITINA DE SOJA

Suplemento dietético destinado a regimes. Indicada na prevenção de doenças cardiovasculares, na redução do colesterol ruim (LDL) e triglicerídeos.

GRANOLA

Composto de aveia em flocos, germe de trigo, flocos de arroz, passas, castanhas, etc. Contém altíssimo valor nutritivo. Utilizada pura, no leite, ou com frutas, etc.

IOGURTE NATURAL

Alimento rico em lactobacilos úteis, que auxiliam no correto funcionamento intestinal, controlam os índices de ácido úrico e aumentam a resistência do corpo contra infecções, por possuir vitaminas A, B, C, D, potássio, cálcio, fósforo, magnésio, ferro e zinco.
Ótimo se consumido com mel.

LEVEDO DE CERVEJA

Extraído da fermentação da cevada, malte e outros cereais, é o protetor natural contra doses letais de radiação e poluição. Contém vitaminas do complexo B e é indicado para pessoas que sofrem distúrbios nervosos ou fraqueza muscular.
É recomendável adicioná-lo ao leite, chás e sucos.

SEMENTE DE LINHAÇA

Alimento excelente para o funcionamento do trato gastrointestinal, já que possui atividade laxativa e auxilia em disfunções digestivas e intestinais.
Contém também propriedades anti-inflamatórias.

A linhaça é rica em ácidos graxos essenciais, principalmente o ômega-3, e contribui para a redução dos níveis nocivos do colesterol ruim (LDL).
Geralmente utilizada como vitaminas (shakes naturais).

SEMOLINA

Obtida da semente do trigo e muito usada na fabricação com farinha na confecção de pães, bolos, tortas, etc., bem como em sopas e cremes.

MAÇÃ DESIDRATADA
Em fatias ou na forma de chá, tem efeito calmante. A maçã desidratada tem propriedades digestivas, diuréticas, tônicas, e é estimulante das secreções digestivas, assim sendo auxiliar no tratamento da gastrite, nervosismo e azia.

SOJA EM GRÃO
Importante fonte de proteínas, os grãos podem ser consumidos cozidos como feijão após a retirada da e película externa (deixando os grãos de molho em água por doze horas e retirando-a manualmente).

TRIGO EM GRÃO
É conhecido como o alimento que acentua a inteligência, a criatividade e o raciocínio. Possui vitaminas A, B, C, E, PP, cálcio, fósforo, magnésio, potássio, zinco, etc.

FRUTAS SECAS
Preparadas por processos de desidratação cada vez mais modernos que minimizam perdas nutricionais, as frutas secas têm altas concentrações de minerais e frutose, o açúcar natural das frutas. São ótimas substitutas de doces, pois são naturalmente saborosas e nutritivas, além de ricas em potássio, ferro, magnésio, fibras e vitaminas em geral.

CAPÍTULO VII
OS PERIGOS DE CONSUMO DA GORDURA TRANS

O nome gordura *trans* (gordura vegetal parcialmente hidrogenada), é mais usado pelos técnicos em engenharia de alimentos. Já o apelido *trans* vem da transformação promovida no arranjo de suas moléculas. Isso acontece durante um processo industrial chamado hidrogenação, em que o óleo recebe átomos de hidrogênio para ficar sólido à temperatura ambiente. Esse ingrediente passou a ser muito usado a partir dos anos 1980, quando os fabricantes buscavam uma matéria-prima que mantivesse a consistência de recheios, massas e cremes, prolongasse o tempo de conservação e realçasse o sabor.

Os alimentos ricos em gordura *trans* são extremamente prejudiciais à saúde. Intimamente ligada ao aumento do colesterol ruim (LDL) e aos consequentes danos à saúde, incluindo o infarto e o derrame, essa molécula (trans) ainda pode provocar o diabete.

O mal que a gordura trans faz

Fabricado pelo fígado, o colesterol circula no sangue graças a duas lipoproteínas: o LDL (o ruim) e o HDL (o bom). O primeiro é responsável por levá-lo até as células, enquanto o segundo retira o excesso despejado pelo caminho para devolvê-lo ao fígado.

Ao ser absorvida no fígado, a molécula de trans ocupa o lugar destinado ao LDL, que, sem espaço, passa a circular livremente. Cresce, assim, a quantidade dessa gordura maléfica.

O teor do chamado bom colesterol, ao contrário, cai drasticamente porque também não há mais lugar para ele.

No sangue, as frações ruins do colesterol ajudam a formar placas nos vasos e também facilitam o acúmulo de gordura nas células viscerais.

O conteúdo da gordura trans em alguns alimentos

A Organização Mundial de Saúde (OMS) recomenda duas gramas de gordura *trans* por dia. Uma única porção de alguns alimentos tem bem mais que isso. Segue alguns exemplos:

1 porção média de batata frita (do tipo fast-food).........8g
1 fatia (80g) de bolo industrializado simples...............4,5g
6 biscoitos cream craker..4,1g
1 porção de lasanha 4 queijos....................................3,4g
1 barra (40g) de chocolate..3g
1 colher de chá cheia de margarina comum.................3g
1 pacote pequeno (42,5g) de batata chips....................3g
1 colher de sobremesa cheia de margarina light............3g
4 biscoitos waffer de qualquer sabor..........................2,8g
1 bola de sorvete..1,6g

Outros alimentos ricos em gordura trans:

ITEM	PORÇÃO	QUANTIDADE DA GORDURA(g)
Biscoito (tipo maisena)	7 unidades	1,4
Queijos amarelos	1 fatia (50g)	0,9
Carne bovina (alcatra ou contrafilé)	1 bife médio	0,6
Bolacha recheada	2 unidades	0,3

Manteiga	1 colher de chá	0,2
Margarina e manteiga	1 colher	1,2
Leite tipo B	1 copo 200ml	0,2
Creme de leite	1 colher de sopa	0,2
Bisnaguinha	1 unidade	0,3
Bolinho Ana Maria	1 ½ unidade	2,6
Pão de cachorro quente	1 unidade	0,5
Macarrão instantâneo	1 pacote	1,6

CAPÍTULO VIII
MORANGO AJUDA A
COMBATER OS
RADICAIS LIVRES

Basta sentir o aroma adocicado e a boca se enche de água. À primeira mordida, uma mescla de sabores levemente ácidos desperta ainda mais o paladar.

Mais do que deliciosa, a fruta tem uma porção de compostos benéficos. O morango é um dos alimentos mais ricos em substâncias antioxidantes, importantíssimas no combate contra os radicais livres, que formam uma um grupo de moléculas capazes de danificar as células – danos que, com o tempo, podem até provocar um câncer.

Entre os componentes mais importantes está o ácido elágico. Trata-se de uma substância que tinge e protege os vegetais. No nosso organismo o tal ácido evita danos celulares, diminuindo a ameaça principalmente de tumores no aparelho digestivo. Esse é um dos motivos para o fruto ser cada vez mais associado à longevidade.

O morango contribui com fósforo, magnésio e potássio. Esse trio de nutrientes é fundamental para o sistema nervoso e ainda ajuda a manter por muito tempo a saúde muscular.

Vale mencionar também a boa concentração de vitamina C. Em alta no nosso corpo, ela é capaz de proteger o sistema imunológico e afastar distúrbios como resfriados.

O morango fornece boas doses do tipo solúvel, que ajuda a manter os níveis de glicose estáveis, sem grandes picos. Assim, o organismo não requer tanto do pâncreas, o que mantém longe o perigo do diabete.

Longe do veneno

O morango pode carregar resíduos de agrotóxicos. Ele é sensível ao ataque das pragas. Por isso é comum o uso de defensivos agrícolas. A maneira mais eficaz de evitar as substâncias tóxicas é optar pelo produto orgânico. No mínimo, na hora da compra, prefira o produto com selo de certificação que garante a origem e os cuidados no cultivo. Observe também a cor. Quanto mais vermelho, melhor. Isso indica que está maduro – e os pesticidas, se foram usados, já perderam parte do efeito.

Depois de lavar os morangos, deixe-os em uma solução de água com um punhado de bicarbonato, que atenua essas substâncias nocivas. E, antes de saborear o fruto, verifique se ele vem com aquele cabinho cheio de folhas. Pois, é ali que pode haver micróbios capazes de causar desarranjos – esse cuidado com a folha vale também para os orgânicos, que merecem igualmente uma boa lavada. Afinal, não têm pesticidas, mas podem conter restos de adubo.

Informação nutricional

EM 50 GRAMAS OU 4 MORANGOS MÉDIOS

Vitamina C...28mg
Calorias..15kcal
Carboidrato..3,5g
Fósforo..12mg
Magnésio..7mg
Potássio...83mg
Ácido fólico..9,3µg

Dicas para preservar a riqueza nutricional do morango

NÃO PICAR: Quanto mais cortado o morango for, maior o contato com oxigênio. Isso fará com que a parte das substâncias antioxidantes se perca.

ATENÇÃO NO LIQUIDIFICADOR: Se a receita pede eletrodoméstico, procure, ao menos, não bater o fruto por muito tempo para tentar conservar uma parte dos compostos benéficos.

BEBA RÁPIDO: Se optou por fazer um suco, tome-o imediatamente; ou de nada adiantará ter usado o liquidificador por pouco tempo. As boas substâncias do morango passam depressa por uma metamorfose quando a fruta vira bebida.

EVITE LEVAR AO FOGO: Lembre-se, boa parte da vitamina C some quando uma fruta é cozida. A sugestão é só colocá-la na panela ou no finalzinho da preparação ou usá-la em receitas feitas no vapor.

CAPÍTULO IX
A HORA CERTA PARA COMER

Tão importante quanto selecionar os ingredientes que compõem suas refeições é padronizar os horários de sentar à mesa. Esse olhar atento para o prato e o relógio afasta a obesidade, o diabete e outros problemas.

O estômago ronca, a boca saliva e o pensamento é invadido por um desejo de devorar um prato saboroso. É o despertador do organismo avisando sobre algo importante: hora de alimentá-lo. Uma série de genes e hormônios controla esse processo. E manter intervalos bem regulares no consumo de alimentos é o ideal para que ele funcione direito.

Quando dormimos e ficamos sem nos alimentar, os tais genes têm o tempo necessário para executar sua função de comandar o esvaziamento das reservas e impedir que elas se acumulem na área abdominal, ocasionando os chamados "pneus." Isso explica por que ataques à geladeira de madrugada interferem na boa forma. Vale lembrar que o sono é um fator de peso nesse planejamento. A melatonina, hormônio produzido pelo cérebro, regula os ponteiros do nosso relógio biológico. Por esse motivo, não é recomendável trocar o dia pela noite – o ideal é deitar e levantar sempre no mesmo horário.

Além de respeitar esse ritmo, estabelecer horários para se sentar à mesa é essencial para ajustar várias outras funções do organismo. Cerca de duas horas antes do nosso horário habitual de almoço, ocorre um aumento da atividade muscular e da circulação de sangue no aparelho digestivo para preparar o processo digestivo. Em outras palavras, o condicionamento permite que nossos órgãos se adaptem à ingestão calórica.

Não existe uma regra rígida que se aplique a todos os indivíduos, determinando horários fixos de tomar café da manhã, almoçar ou jantar. O certo é que as pessoas observem seus hábitos de trabalho, lazer, atividade física e, então, estabeleçam um cronograma que seja confortável no seu cotidiano.

Veja, a seguir, um exemplo de como sincronizar sua alimentação de acordo com as necessidades do metabolismo.

CAFÉ DA MANHÃ

Ao acordar, não espere mais de uma hora para fazer a refeição. O organismo precisa repor os estoques de energia consumidos durante a noite.

LANCHE

Caso você tenha o hábito de se levantar muito cedo, não permita que o intervalo entre o desjejum e o almoço seja maior de três horas. Belisque um petisco saudável nesse meio-tempo.

ALMOÇO

Além de proteínas, gorduras saudáveis e uma porção moderada de carboidratos, inclua salada, legumes e verduras no prato.

LANCHE

Mais uma vez, controle seus horários e não fique mais de três horas sem comer, caso a pausa entre o almoço e o jantar seja longa. Vale a mesma recomendação do lanche anterior.

JANTAR

Programe-se. A última refeição do dia deve ser feita até, no máximo, três horas antes de ir para a cama. O metabolismo tende a desacelerar quando adormecemos.

JEJUM NOTURNO

O organismo precisa, em média, de um período de dez horas para descansar e torrar a gordura acumulada durante o dia. Por isso, não interrompa esse processo com guloseimas na calada da noite.

Você já deve ter ouvido falar que a primeira refeição do dia é a mais importante. E de fato, é. Depois de horas de sono sem se abastecer, os estoques de energia no fígado ficam em baixa. Por isso, é preciso fornecer combustível ao organismo até no mínimo uma hora depois de despertar. Isso evita a hipoglicemia, condição em que a pessoa sente fraqueza, tonturas e tem até dificuldade para se concentrar devido às baixas quantidades de açúcar no sangue.

Como o desjejum tem esse objetivo, ele é a oportunidade para devorar um pão rapidamente. Aliás, o certo é consumir os dois tipos de carboidrato: os de absorção rápida, como os de uma geléia, que serão imediatamente utilizados pelo corpo, e os de absorção lenta, dos pães e cereais integrais. As gorduras e proteínas também não podem ficar de fora da primeira refeição. Por isso, leite e iogurte desnatados, assim como o peito de peru e o queijo branco, são exemplos de itens que caem bem no cardápio matinal.

A norma que vale para o dia todo é a seguinte: nunca fique mais de quatro horas sem se alimentar. Entre as três principais refeições diárias – café, almoço e jantar -, faça pequenos lanches, escolhendo alimentos que caibam na bolsa ou na mochila e que estejam sempre à mão na correria do trabalho. Barra de cereais, iogurtes, castanhas e frutas secas ou naturais – sempre as menos calóricas – são bem-vindos.

Além de promover saciedade, evitando a gula e os abusos à mesa, esses lanches previnem picos de secreção do hormônio insulina, responsável por colocar o açúcar para dentro das células e por armazenar gordura. Em outras palavras, o corpo, com receio de enfrentar outro período de privação, produz mais insulina assim que recebe alimento depois de um longo período de jejum. Mas a consequência desse pico hormonal se traduz em uma barriga mais rechonchuda e em níveis de colesterol elevados. E quando a barriga fica vazia por muito tempo, a glândula suprarrenal entra em ação, fabricando maior quantidade de cortisol, o hormônio do estresse. Ele, por sua vez, atrapalha a função de outro hormônio, a *leptina*, cuja tarefa é enviar o sinal de saciedade para o cérebro.

Para o almoço, o ideal é não permitir o padrão do café da manhã, quando você pode consumir mais carboidratos. Afinal, metade do dia já terá se passado e não haverá horas suficientes para queimar a energia desses alimentos como no amanhecer. A porção deve ser moderada – de preferência de arroz e massas integrais. As gorduras, porém, são extremamente importantes nesse horário. Portanto, é o momento de consumir aquelas que ajudam a elevar o nível do colesterol bom, O HDL. Elas são encontradas no azeite, no salmão e no atum. O almoço também deve ter uma boa salada além de legumes e verduras, minerais e outras substâncias de efeito antioxidante.

Com relação ao jantar, o horário-limite para essa refeição é três horas antes de dormir. É bom maneirar nas gorduras e nos carboidratos simples. A melhor opção é um grelhado, acompanhado de legumes ou saladas. Isso porque, à noite, o corpo é preparado para o jejum. Então, a insulina age de forma menos eficaz em sua tarefa de queimar calorias.

CAPÍTULO X ALIMENTAÇÃO SAUDÁVEL PARA REDUZIR O RISCO DE GRIPE:
Frutos e legumes

Uma dieta saudável pode ajudar a reduzir o aparecimento de espirros, narizes entupidos, irritação do frio e até a miserável gripe.

Uma alimentação saudável amplifica e reforça o seu sistema imunitário, e pode mesmo impedir que fique de cama com gripe. A chave é não esperar até ficar doente para fazer estas mudanças; é preciso rever a sua dieta alimentar e estilo de vida antes que o vírus da gripe ataque.

ALGUMAS RECOMENDAÇÕES:
Confie em alimentos saudáveis, não em vitaminas.

Alimentos saudáveis são muito melhores que suplementos para a prevenção da gripe, porque através de alimentos conseguimos todo um pacote nutricional. Por exemplo, comer uma laranja é melhor do que tomar vitamina C porque a laranja oferece-lhe um conjunto de nutrientes - magnésio, potássio, folato, vitamina B6 e flavonóides ricos em antioxidantes.

Mesmo sabendo que a vitamina C é importante para um sistema imunológico saudável, os estudos não mostram que tomar doses massivas de vitamina C consegue impedir o vírus da gripe de atuar. Contudo, sabemos também que comer frutas e vegetais ricos em vitamina C ajuda a tornar o sistema imunológico mais forte. O seu sistema imunitário é o que o protege de infecções virais, e os alimentos que comemos têm um impacto muito significativo na sua capacidade de combater vírus como o da gripe. A razão para os frutos e vegetais serem melhores para o sistema imunitário é porque também contêm vitaminas A e E, tal como os flavonóides que trabalham em conjunto com a vitamina C para tornar o sistema imunológico, e todo o corpo, saudável.

Coma mais frutas e vegetais

Agora que sabemos que precisamos comer bastante frutas e legumes para tornar o sistema imunológico forte, o próximo passo é tornar este conceito numa realidade. As pessoas tendem a comer menos frutos e produtos hortícolas no inverno, o que é precisamente o contrário daquilo que deve ser feito. Toda pessoa deve ingerir pelo menos cinco doses de frutos e legumes por dia de modo a obter as vitaminas, minerais, fibras e antioxidantes que necessita - tudo o que precisamos para um sistema imunológico forte e saudável.

Uma das formas mais simples de aumentar a ingestão de fruta e legumes é incorporar sumos naturais na sua dieta. Contudo, nem todos os sumos são adequados. Certifique-se de escolher sumos com 100% fruta, porque os outros sumos contêm açúcares extras e calorias. Para os melhores preços, tome especial atenção à sua mercearia local ou mercado municipal em busca de produtos da temporada. As laranjas, por exemplo, são geralmente mais baratas no inverno, o que contribui para a prevenção das gripes através dos citrinos.

Comer frutas e legumes congelados é outra forma econômica e conveniente de melhorar os seus hábitos alimentares e prevenir-se das gripes. A oferta de legumes congelados varia desde as ervilhas ou espinafres até exóticas combinações de pratos vegetarianos que apenas precisam ser colocados no microondas.

Certifique-se que as frutas e legumes fazem parte de todas as suas refeições. Basta adicionar bagas ou banana fatiada à sua taça de cereais ao pequeno almoço e beber um sumo natural de laranja. Junte uma maçã ao seu almoço e junte fatias de tomate, abacate e alface às suas sandes. Comece o jantar com uma salada ou sopa de vegetais. Habitue-se a manter a fruteira cheia para saciar o apetite entre refeições.

Mantenha a sua dieta saudável

Enquanto se foca em manter ou aumentar a quantidade de fruta e legumes que se ingere, não se esqueça de complementar com outros alimentos saudáveis que o seu sistema imunológico necessita. Uma dieta bem balanceada com carnes magras, peixe, legumes, laticínios magros, cereais e frutos secos fornece ao organismo tudo o que necessita para uma alimentação saudável. E um corpo saudável tende a possuir um sistema imunológico forte.

Fontes proteicas como carnes magras, lactícinios, ovos e legumes são especialmente importantes porque fornecem os aminoácidos que o corpo precisa para construir os componentes do sistema imunológico. As carnes magras também contêm ferro e zinco; a deficiência nestes minerais pode causar uma quebra no sistema imunológico.

E, claro, evitar comida pouco saudável é muito importante. Mantenha-se afastado de açúcares e gorduras, como as gorduras saturadas. É aconselhável preparar lanches saudáveis de modo a não cair na tentação da fast food.

E se ficar doente?

Uma alimentação saudável e nutrição eficaz é também muito importante, caso a pessoa fique gripada. Mesmo que a pessoa fique doente e perca o apetite, precisa alimentar-se o melhor possível e sempre que possa. Tente três refeições diárias por dia, e não se esqueça das frutas e legumes. É fundamental ir buscar a energia que precisa para a recuperação, já que o seu corpo está a esforçar-se ao máximo para melhorar. Há também a importância de se prevenir contra a desidratação. Beba muitos fluidos ao longo do dia, preferencialmente água e sumos com 100% fruta.

O que mais se pode fazer para prevenir as gripes

Uma alimentação saudável é só parte da solução. Outras recomendações para ajudar a pessoa a manter-se saudável:

- *Lave as mãos.*As suas mãos estiveram em contacto com germes durante todo o dia. A melhor maneira de livrar-se deles é lavar vigorosamente as mãos. Lave as mãos antes de preparar as refeições, depois de mexer em carnes cruas e antes de servir os alimentos. Certifique-se que toda a gente à mesa segue as mesmas práticas de higiene.

- *Descanse.* Hoje em dia, a maioria das crianças e adultos não dorme o suficiente. Quando o corpo não descansa o suficiente, existem maiores probabilidades de adoecer.

- *Vacine-se contra a gripe.*Independentemente da idade, a vacina contra a gripe é sempre um excelente meio de prevenção. A vacinação adquire uma especial importância para pessoas idosas com problemas respiratórios.

- *Faça exercício.* Existem fortes indicadores que dizem que quem pratica esporte adoece com menor frequência. O exercício é importante durante todo o ano, mesmo durante o inverno. Tenha um plano para manter-se ativo durante o inverno, como vídeos de exercícios, saltar à corda ou praticar natação. Não se esqueça de levar os seus utensílios de treino quando for viajar. Praticamente todos os hotéis possuem ginásios e piscinas cobertas onde poderá praticar um pouco de esporte.

CAPÍTULO XI
DIETA
MEDITERRÂNEA PARA
UMA ALIMENTAÇÃO
BALANCEADA

De acordo com a Oldways Preservation & Exchange Trust, *uma* reconhecida organização sem fins comerciais que realiza estudos sobre ciência nutricional e alimentação saudável, o conceito de dieta mediterrânica foi introduzido em 1993 pela Oldways, pela Escola de Saúde Pública de Harvard e pela Organização Mundial de Saúde. Baseia-se num conjunto de tradições alimentares de países do mediterrânico, como a Grécia, Itália, Espanha e Portugal. Esta dieta inclui, essencialmente:
- Azeitonas e azeite;
- Grãos inteiros, especialmente em pães e cereais em vez de massas;
- Muito pouca carne vermelha;
- Peixe e mariscos;
- Queijos, mas pouco leite;
- Bastantes vegetais;
- Legumes e frutos secos;
- Vinho tinto.

As pessoas que vivem nesta área do mediterrânico tendem a comer alimentos ricos em gordura, mas também têm uma incidência menor em doenças cardiovasculares e cancros que em outras partes do mundo. Este fato não é comum, já que as dietas ricas em gorduras estão normalmente relacionadas com maiores índices de morte provocados por doenças de origem alimentar. Esta diferença pode estar relacionada com o uso praticamente exclusivo de azeite em detrimento de outros tipos de gordura. O azeite é uma gordura monoinsaturada, que ajuda a manter as artérias saudáveis.

Contudo, esta diferença deve-se à dieta como um todo e à sua complexidade nutricional, e não apenas ao uso de azeite. A dieta mediterrânica é também muito rica em fibras e antioxidantes derivados de vegetais, legumes e frutos secos - muito mais rica que a típica dieta ocidental (USA) - e pobre em gorduras saturadas. Consome-se muito pouca carne vermelha e leite, exceto em queijos e iogurtes.

Como começar uma dieta mediterrânica

Não é necessário viver na Grécia, Itália ou Portugal para ter uma alimentação mais saudável, de acordo com a dieta mediterrânica. A Oldways concebeu uma pirâmide específica para este tipo de alimentação que o ajuda a escolher quais os alimentos melhores para a saúde. A base da pirâmide é formada por alimentos como pão, cereais, massas, batatas e arroz. Frutas, legumes, vegetais e frutos secos são outra parte importante da sua dieta diária, juntamente com pequenas quantidades de queijo, iogurte e azeite. Aves, peixe e ovos são consumidos numa base semanal e a carne vermelha apenas uma vez por mês. A Oldways sugere ainda que se deve beber seis copos de água por dia, juntamente com um consumo moderado de vinho tinto. A dieta mediterrânica permite até um doce por semana.

Pode usar a pirâmide descrita em conjunto com algumas dicas para transformar a sua dieta atual numa dieta mediterrânica pura e mais saudável.

Substitua o óleo que utiliza por azeite

Para não adicionar mais calorias à sua dieta, use azeite em vez de manteiga, margarina ou molhos para saladas. O azeite é ainda excepcional para cozinhar.

Coma vegetais - bastante vegetais

Nunca é demais insistir neste ponto. Todas as dietas saudáveis incluem bastantes vegetais. Muitas pessoas do mediterrâneo consomem cerca de 450 gramas de vegetais diariamente. Os vegetais verdes são particularmente ricos em antioxidantes e de baixas calorias. Prepare pratos vegetarianos e saladas várias vezes por semana.

Opte por grãos inteiros

Elimine o pão branco refinado e massas da sua dieta. Os grãos inteiros e cereais são ricos em fibras, além de serem deliciosos. Batatas, arroz e polenta são também utilizados como substitutos de amido.

Coma aves e peixe

O peixe contém gorduras ricas em ômega 3 que são excelentes para o coração e cérebro, podendo ser uma das principais razões porque a dieta mediterrânica é considerada com um exemplo de alimentação saudável. Além do mais, o peixe é pobre em gorduras e calorias e uma excelente fonte proteica. As aves e ovos são também uma fonte aceitável de proteínas. Cozinhe ou grelhe o peixe e aves; não os frite. Os fritos, sendo alimentos pouco saudáveis, não encaixam neste modelo mediterrânico.

Limite o consumo de carne vermelha

A carne vermelha possui gorduras saturadas pouco saudáveis para o coração, não existindo muito espaço para bifes e hambúrgueres nesta dieta, apenas uma refeição por mês. Substitua os hambúrgueres gordurosos do Mc donald's ou Burger King por hambúrgueres caseiros de frango. Junte alface, cebola e tomate para uma refeição mais completa.

Descubra os legumes e frutos secos

Os legumes são ricos em fibras, proteínas e outros nutrientes que podem substituir uma refeição completa. Escolha feijão, favas, grão e outros legumes secos. Os frutos secos complementam na perfeição uma refeição de legumes.

Fruta fresca como sobremesa

Evite bolos de pastelaria, bolachas e biscoitos. As frutas possuem poucas calorias e são ricas em vitaminas e outros nutrientes essenciais.

Iogurte e queijo são fontes de cálcio

Ingira algum tipo de iogurte light e de queijo todos os dias. Pode mesmo fazer um complemento para iogurte ou saladas com tomate e queijo feta.

Água e vinho

A pirâmide mediterrânica inclui, para uma alimentação saudável completa, seis copos de água por dia e um ou dois copos de vinho tinto. A água é boa para todos, mas não ingira vinho tinto se estiver grávida, for menor de idade ou se a ingestão de álcool põe a si ou aos outros em risco.

CAPÍTULO XII
PELE SAUDÁVEL COM
UMA BOA NUTRIÇÃO

O recurso ao botox ou gastar centenas, por vezes milhares de euros em cremes que fingem desafiar a idade não são as únicas formas de manter a sua pele com um aspecto fresco, vigoroso e saudável. Uma das estratégias mais eficazes para fortalecer a saúde da sua pele é nutrir o corpo através de uma alimentação saudável e equilibrada. As investigações demonstram que consumir certos tipos de alimentos pode ajudar a prevenir rugas, danos causados pela exposição ao sol e manter a pele hidratada. Na próxima vez que for às compras, faça também uma lista para a sua pele.

Laranja, frutos vermelhos e produtos hortícolas

A fruta e legumes que possuem pigmentação vermelha apresentam altas taxas de antioxidantes que ajudam a prevenir o enrugar precoce da pele. As batatas-doces, tomates e o melão, por exemplo, podem ajudar a manter a sua pele firme e brilhante. Acrescente mais frutas e legumes como estes à sua alimentação diária. Em vez de fazer purê de batata ou batatas cozidas com a batata regular, utilize batatas-doces com um pouco de açúcar amarelo e um pouco de manteiga. Quando fizer uma sandes ou salada para o lanche, acrescente uma fatia de tomate, e troque as batatas fritas ou salgados por fatias frescas de melão.

Citrinos

Consumir citrinos numa base diária vai ajudar a manter a sua pele hidratada, o que, a longo prazo, vai prevenir as rugas. A vitamina C é um antioxidante muito poderoso que pode manter o colágeno na estrutura da sua face e impedir a flacidez. Contudo, e porque a vitamina C é solúvel na água, os níveis desta vitamina que podem ser armazenados no seu corpo são reduzidos, o que significa que terá de fortalecer o seu "stock" natural diariamente. As laranjas são uma das melhores fontes de vitamina C, mas as toranjas, limões e limas são também excelentes escolhas para manter os níveis de vitamina C regulares. O colágeno começa a desaparecer a partir dos 30 anos – comece a armazenar a partir de agora!

Misture laranja ou toranja nas saladas para uma combinação saudável e fresca de verão. Esprema uns limões, lima ou laranjas e beba revigorantes limonadas ou laranjadas. Esprema um quarto de limão por cima de peixe grelhado ou de frango para um condimento exótico. As opções são variadas, seja criativo (a).

Chás

Os antioxidantes conhecidos com EGCG é uma poderosa substância que pode prevenir a acne, danos causados por exposição solar e inflamações de pele. O EGCG é também conhecido por combater o cancro da pele e outros tumores. Os chás, como o chá verde, chá preto ou chá branco são as melhores formas de ingerir o EGCG, já que bastam entre quatro a seis copos de chá por dia para beneficiar dos efeitos do EGCG na sua pele. Substitua gradualmente o café diário por chá – complementarmente a ajudar a sua pele, os antioxidantes presentes no chá serão poderosos promotores de saúde para todo o organismo.

Folhas verdes

A vitamina A, um dos nutrientes mais importantes para a saúde da pele, combate o envelhecimento precoce, a formação de escamas e a desidratação. A vitamina A é também essencial para a renovação celular e promove o crescimento de nova pele. O espinafre e brócolis, por exemplo, são excelentes fontes de vitamina A, sejam frescos, crus, cozidos ou cozinhados a vapor, os legumes de folha verde são excelentes agentes para a saúde da pele.

Peixe

Os ácidos graxos ômega 3 encontrados no peixe, como no salmão, atum, sardinhas ou mesmo no marisco, possuem propriedades anti-inflamatórias que combatem os danos causados pela exposição prolongada ao sol. Apesar de consumir peixe ser uma excelente forma de manter a sua pele saudável, mantenha moderado o consumo de marisco, de modo a não ingerir demasiado mercúrio. Comer peixe duas a três vezes por semana é suficiente, especialmente se a sua dieta já contempla bastantes alimentos saudáveis para a pele.

CAPÍTULO XIII
ALIMENTAÇÃO E SUPLEMENTAÇÃO NO INVERNO

No inverno ou nos dias mais frios, nosso organismo está sujeito a grandes alterações fisiológicas. O corpo humano "sente" uma maior necessidade de energia para executar o trabalho do cotidiano e ainda precisa manter sua temperatura normal – isto é, por volta dos 36º C ou 37º C. Isso também significa maior demanda de energia.

A conseqüência direta é que sentimos mais fome, com aumento do consumo diário de calorias.

Nessa época do ano o metabolismo corporal fica mais acelerado, pois necessita produzir maior quantidade de calor, a fim de manter a temperatura do corpo. Esse gasto de energia aumenta a fome. Associados a este fator orgânico existem outros dois fatores que contribuem significativamente para o aumento do peso, que são: o aspecto psicológico do indivíduo e a falta de exercício físico regular.

No tocante ao aspecto psicológico, é fato constatado que no inverno algumas pessoas têm tendência a se sentirem deprimidas, em função da diminuição na produção de serotonina, o neurotransmissor que promove a sensação de bem-estar. Conseqüentemente, acabam por se entregar aos prazeres degustativos, próprios da estação consumidos de modo exagerado, fazendo com que se engorde além da média.

Associado aos hábitos alimentares incorretos, um outro fator auxilia o sobrepeso nessa época do ano, que é a desmotivação para a realização de exercícios regulares. A maioria das pessoas desconhece que a melhor época para se emagrecer é o inverno, pois, como o organismo está mais acelerado, queima-se mais energia. Logo, se o individuo souber escolher os alimentos adequados à sua alimentação e aliar a isso, à prática de atividade física, certamente estará promovendo uma reeducação metabólica para não ter problemas com a balança.

O ideal seria evitar o consumo de alimentos calóricos em excessos, como: chocolate, cremes, sopas, fondues, quiches, tortas, doces, bebidas alcoólicas e evitar o sedentarismo.

Nessa fase é importante fazer lanches intermediários para evitar o excesso de fome antes das refeições principais. Preparações quentes como caldos e sopas de legumes, chás, frutas assadas e legumes cozidos podem ser consumidas, pois aliviam a fome e aquecem o corpo. Além disso, é fundamental conciliar uma dieta equilibrada com a prática de exercícios físicos. Outra dica importante é realizar três refeições principais (café da manhã, almoço e jantar), dois lanches intermediários e um lanche antes de dormir, em horários pré-determinados. O ideal é não pular refeições. Um dos piores hábitos alimentares é se alimentar em frente à TV, pois perdemos a noção da quantidade que estamos comendo e acabamos ingerindo muito mais alimentos do que deveríamos.

As atividades físicas podem proporcionar uma sensação maior de prazer para quem não deixa as atividades nesse período. Para quem não consegue continuar exercitando com a mesma intensidade do verão, a dica é continuar malhando pelo menos três vezes por semana, durante trinta minutos, no mínimo.

As atividades aeróbicas como caminhada, corrida ou bicicleta são ótimas opções para evitar o ganho de peso comum durante o período, já que a ingestão de alimentos calóricos são maiores. Outro ponto é se exercitar ao ar livre. Pouco sol pode alavancar a vontade de comer carboidratos mais calóricos e gordurosos. Quando não temos sol, como nos dias mais cinzentos do inverno, a produção de serotonina pelo cérebro também diminui. A serotonina dá uma sensação de bem-estar e evita à compulsão alimentar, muitas vezes provocada pelo desânimo. Portanto, aproveite para se exercitar. Além de fazer bem à saúde, você precisa de Vitamina D para manter os teores de cálcio em dia e evitar a osteoporose.

• *Hidratação*

Apesar de suar menos no inverno, o organismo necessita ser hidratado antes, durante e após os exercícios;

A hidratação é de extrema importância neste período, apesar da maioria das pessoas não sentirem tanta sede como em épocas mais quentes. No inverno a diurese está aumentada, por isso o consumo de água é essencial, além de também prevenir complicações pulmonares.

• Use roupas que mantém o corpo aquecido, porém leves e confortáveis, para não prejudicar os movimentos. Alguns suplementos são recomendados consumir no inverno, entre eles:

Chá Verde: tem fitoquímicos (catequinas e polifenóis) e cafeína.

Neutralizam substâncias que promovem o cansaço e o estresse. Também proporciona efeito estimulante e é desintoxicante.

O chá verde pode ganhar no inverno versões ainda mais gostosas, preparadas com água morna e ingredientes aromáticos como cravo, canela, raspas de limão, laranja e gengibre. Preserve os antioxidantes, durante o preparo, não se deve ferver ou aquecer o alimento. A sugestão é esquentar a água com os ingredientes aromáticos, coar com o auxílio de uma peneira e só depois acrescentar o chá.

Proteína do soro do leite (Whey Protein): possui compostos bioativos que proporcionam estímulo linfocitário (células de defesa) e produção de anticorpos. Por ser mais facilmente digerida e absorvida, sugere-se que sua ação seja altamente benéfica ao organismo humano antes, durante e após períodos de exercícios intensos e/ou prolongados.

Contém componentes bioativos que ajudam a estimular a liberação de dois hormônios responsáveis pela saciedade: a colecistoquinina (CCK) e peptídeo similar ao Glucagon (GLP-1).

Colágeno hidrolisado: é uma proteína estrutural do corpo que assegura a coesão, elasticidade e a regeneração da pele, da cartilagem e dos ossos. Há diferentes tipos de colágeno dependendo do tecido de que provenham. Os colágenos hidrolisados são colágenos do tipo 1, o mesmo tipo do colágeno encontrado nos ossos e na pele humana.

Ele é composto de aminoácidos essenciais. É caracterizado pelo predomínio de glicina, prolina e hidroxiprolina, os quais representam em torno de 50% do conteúdo total dos aminoácidos.

Esta composição tão especifica de aminoácidos proporciona um colágeno hidrolisado com propriedades nutricionais que não se pode encontrar em outras fontes de proteína. Ajudam a manter a saúde dos ossos e das articulações e também trazem benefícios para a beleza de pele, cabelo e unhas.

Citrus Aurantium (Laranja Amarga): trata-se de uma planta originária da Ásia, cujo extrato é rico em *sinefrina*.

A *sinefrina* e os outros alcalóides encontrados no Citrus Aurantium são agentes adrenérgicos que estimulam a lipólise e aumentam o metabolismo basal através do estímulo da termogênese (transformação de gorduras em energia). O Citrus Aurantium é muito importante para o tratamento da obesidade, pois a queima de calorias é um processo metabólico natural do nosso organismo. Porém, este processo torna-se prejudicado quando as pessoas envelhecem ou acumulam grande quantidade de gorduras. Nesse caso, a *sinefrina* contida no Citrus Aurantium inicia o processo da termogênese.

As quantidades ideais irão depender de cada um: existem pessoas geneticamente privilegiadas com maiores quantidades de gordura marrom enquanto que outras não têm tal privilégio.

O ideal é abusar dos alimentos ricos em carboidratos complexos como: hortaliças, frutas, frutas secas como os damascos e as ameixas, pães, cereais e grãos integrais, incluindo granolas sem açúcar. Estes alimentos são ricos em fibras, que são utilizados pelo corpo, de forma mais lenta, e dão uma sensação de saciedade. Carnes, peixes e aves com molho são atraentes e podem ser feitos de maneira mais saudável, com pouca gordura. E as frutas ficam ótimas assadas ou cozidas.

Saladas mornas onde as hortaliças são regadas com o tempero quente é uma ótima opção.

No inverno há uma maior incidência de gripes e resfriados, e para isso é importante fortalecer o sistema imunológico. Um bom método é apostar nos probióticos na forma de suplementos em sachês e nos leites fermentados e iogurtes, além de atentar ao aporte de vitaminas e minerais, especialmente a vitamina C que maximiza a função de células imunológicas, auxilia na manutenção de mucosas, inclusive do trato respiratório e pode acelerar o processo de recuperação de gripes e resfriados. A vitamina C está presente no morango, acerola, tangerina, frutas cítricas (limão, laranja, lima), kiwi, caju, tomate e pimentão verde.

Atenção: consulte seu médico ou Nutricionista para verificar a necessidade do suplemento alimentar e a dosagem adequada a ser utilizada.

CAPÍTULO XIV
MEMÓRIA E
ALIMENTAÇÃO

No decorrer da vida a nossa memória vai sofrendo alterações. Situações do nosso cotidiano que nos expõe constantemente ao estresse e a substâncias tóxicas ao nosso organismo, associada aos maus hábitos alimentares como uma alimentação rica em gordura *trans* e alimentos inflamatórios podem piorar ainda mais a nossa cognição e prejudicar a nossa memória. Outro fator, também relacionado com a alimentação, que pode prejudicar nossa memória é a nossa saúde intestinal.

Estudos têm demonstrado que alguns nutrientes e compostos bioativos podem nos ajudar diminuindo os efeitos deletérios dos fatores ambientais ao qual estamos expostos e da propensão genética. Ou seja, uma vida menos estressante e uma alimentação balanceada são a chave para uma boa memória na vida adulta.

A memória sofre influências do meio em que vivemos, mas também está associada ao fator genético. Mas é válido lembrar que os fatores genéticos, apesar de contribuir bastante para o aparecendo de determinadas doenças, pode ser controlado/modulado, evitando assim o desenvolvimento da doença em si.

Entre os fatores ambientais que exercem efeito deletério à memória, temos:

- *Estresse:* uma pessoa exposta constantemente a situações de estresse pode desenvolver desordem do humor e ansiedade. A liberação de substância associadas ao estresse (como glicorticóides) pode prejudicar o armazenamento da memória.
- *Metais pesados:* elementos como o chumbo (atualmente mais bem consolidado), arsênio, e

alumínio são os mais associados aos efeitos deletérios na memória.

- *Substâncias tóxicas:* bifenilas policloradas (PCBs) pode afetar o aprendizado, memória e desenvolvimento cerebral.
- *Ácidos graxos trans:* obesidade central, doenças cardiovasculares e resistências insulínicas são alguns fatores que estão sendo relacionados ao desenvolvimento de doenças que prejudicam a função cognitiva.
- *Hormônios intestinais:* o intestino influencia a capacidade de adquirir novas memórias e controlar as emoções.

A natureza, na sua sabedoria, nos disponibiliza vários nutrientes e compostos bioativos que tem ação na regulação da memória, como:

- *Colina:* associada à formação de várias enzimas importantes para a função cognitiva, entre elas a fosfatidilcolina. Trata-se um nutriente encontrado em alimentos como ovos, fígado, gérmen de trigo e leite materno. Associado ao ácido fólico, tem um efeito importante na formação do tubo neural do feto, sendo sugerido também durante a gestação.
- *Flavonóides:* com uma importante ação antioxidante, este grupo de compostos bioativos encontrado em alimentos como frutas, vegetais, cereais, chás, vinhos e sucos, protege os neurônios de danos causados por radicais livres, auxilia na regeneração de neurônios e ainda estimula a formação de novos neurônios.
- *Curcumina:* os estudos ainda são iniciais com a curcumina, mas seu efeito como anti-inflamatório é

bastante conhecido e os pesquisadores têm demonstrado, em ratos, que a cúrcuma tem a capacidade de proteger o neurônio, evitando assim a sua morte.

- *Taurina:* é um dos aminoácidos mais abundante no cérebro e está associado à proteção dos neurônios contra o efeito dos radicais livres.
- *Teanina e cafeína:* a cafeína além da sua ação de melhorar o estado de alerta, ainda tem efeito na melhora da ação cognitiva. A teanina influencia na proteção dos neurônios contra o efeito tóxico da cafeína, além de controla a sua ação excitatória. E os dois juntos, geralmente consumido em chás, melhoraram o desempenho cognitivo e a atenção.
- *Ômega 3:* associado à diminuição de estado inflamatório e melhora do sistema cardiovascular, o ômega 3, principalmente o ácido docosahexaenóico (DHA) também é importante para preservação e melhora da cognição e aprendizado.

Vimos acima muitos nutrientes que podem contribuir para que a nossa memória permaneça sempre no seu melhor estado, mas não podemos esquecer de tratar o nosso intestino antes disso, e se possível, fazer uma detoxificação, visando eliminar o excesso de toxinas ao qual o nosso organismo foi exposto durante os anos. Mas não esquecendo que o nutricionista tem um papel muito importante nesse tratamento, afinal de contas, é este profissional que vai balancear o seu cardápio de forma a fornecer todos os nutrientes necessários para a melhora e preservação da sua memória.

CAPÍTULO XV
11 SUPER ALIMENTOS QUE DEVERÍAMOS CONSUMIR MAIS

Eles são pouco populares, mas enchem o prato de vitaminas, minerais e proteínas.

Eles não agradam tanto quanto o morango, nem desagradam como o jiló. Por isso, na hora da montagem do prato ou da compra do mês, ficam esquecidos entre as prateleiras de frutas e legumes do supermercado: rabanete, nabo, inhame... Os próprios nutricionistas, muitas vezes, esquecem que eles existem. Mas, é bom salientar que alguns alimentos que ficam de fora do nosso cardápio trivial, trazem muitos benefícios para a saúde e ajudam a compor uma dieta equilibrada. Quem perde com a ausência desses alimentos e de seus nutrientes é a nossa saúde. Para tirá-los do esquecimento e para ajudar a montar uma dieta rica em nutrientes e cores, selecionamos 11 superalimentos que fazem muito bem para o nosso organismo e para a dieta.

São eles:
Lentilhas
A lentilha é muito requisitada nas festas do final de ano. Mas, depois, passa o resto do ano esquecida. A lentilha é um alimento ideal para a dieta a para a saúde, pois é rica em proteína vegetal, que ajuda na formação e no fortalecimento da massa muscular e na cicatrização de ferimentos. A lentilha tem também alto teor de fibras, vitaminas e ferro e pouca gordura, sendo ótima substituta para o feijão do dia a dia, por exemplo.

Batata doce
Alguns acham estranho o fato dela ser doce e outros, ainda, acham que ela tem grande quantidade de

calorias e por isso precisam ficar longe do prato. Mas, mesmo sendo cerca de duas vezes mais calórica do que a batata normal e que tenha também mais carboidratos, a batata doce é uma ótima fonte de vitamina C, fibras e potássio, diferente da batata convencional. Além de muito versátil - pode ser usada em pratos doces e salgados -, ela é amiga do verão, pois é fonte de betacaroteno, o componente que potencializa o bronzeado.

Inhame

Ele é uma importante fonte de proteínas, potássio e fósforo, podendo ser usado para prevenir doenças como osteoporose, artrite e cálculos renais. Fonte de carboidratos e fibras, pode ser uma opção para pães, massas, cereais e todos os tipos de tubérculos e raízes. Além disso, o consumo desses minerais ajuda a manter a memória funcionando mesmo depois da velhice. O melhor jeito de consumi-lo é cozido. Mas é importante que ele não fique muito tempo no fogo, para que não haja uma perda de nutrientes e vitaminas.

Rabanete

Rosa por fora e branco por dentro, o rabanete é um legume benéfico graças às suas propriedades medicinais. Ele estimula as funções digestivas, limpa as vias respiratórias e ainda fortalece o sistema imunológico. Isso acontece graças à grande quantidade de vitaminas e minerais, como cálcio, potássio, magnésio e fósforo.

Nêspera

Popularmente chamada de ameixa-amarela, esta fruta é rica em vitamina C e sais minerais, como o cálcio e o fósforo. Outra propriedade da nêspera é controlar os níveis de gordura no sangue e diminuir a resistência à insulina, atuando assim na prevenção contra diabetes. Estudos ainda indicam que a nêspera apresenta *triterpenos*, substâncias que modulam a formação de óxido nítrico, que age nas vias respiratórias e tem efeito que pode ser benéfico no controle de bronquite, além de auxiliar no tratamento de doenças alérgicas inflamatórias como asma, rinite e sinusite.

Acelga

Também conhecida como couve-chinesa, essa hortaliça é extremamente versátil, pois dela aproveita-se tanto talos quanto as folhas. Além disso, ela fica ótima crua e também refogada com azeite e alho. Além de proteger o fígado, a acelga auxilia no controle do diabetes, pois apresenta fibras e possui substâncias que causam regeneração das células do pâncreas, que é o local onde há a produção de insulina.

Além disso, a acelga também é fonte de vitamina A e C. Quem tem tendência a desenvolver cálculos renais, precisa maneirar na quantidade consumida desse alimento. Há grande quantidade de oxalato na acelga, substância que pode se ligar ao cálcio e formar pedra no rim.

Beterraba

Poucas sabem que a beterraba é uma grande aliada no combate ao cansaço. Pesquisadores da Universidade de Exeter (Grã-Bretanha) descobriram que o nitrato encontrado nela ajuda a reduzir o consumo de oxigênio e, portanto, desacelera o ritmo do processo que leva ao cansaço. Por isso, eles recomendam um copo de suco de beterraba antes de praticar atividades.

Nabo

Este vegetal carrega doses de vitamina C, cálcio e potássio. Estudos mostram que possui uma substância que pode prevenir certos tipos de câncer. As folhas do nabo constituem um excelente alimento com alto teor de vitamina A, vitaminas do complexo B e de vitamina C. Além disso, suas fibras contribuem para regularizar o funcionamento intestinal, o que ajuda a digestão.

Chicória

Ela é rica em oligossacarídeos, substâncias que não são totalmente digeridas pelo organismo e servem de alimento para as bactérias benéficas intestinais, são os chamados prebióticos. Esta substância auxilia no bom funcionamento intestinal, tratando casos de intestino preso, diminui os níveis de toxina no intestino, auxiliando na prevenção de cânceres.

Também melhora a absorção de minerais e controla os níveis de triglicérides no sangue. Outra vantagem é a sua capacidade de desintoxicação, ou seja, auxilia na eliminação de toxinas no organismo. Além disso, constitui uma importante fonte de vitaminas A, B, C e D e de sais minerais. É de baixo valor calórico, sendo excelente para utilizar nas dietas de emagrecimentos. O melhor modo para ela ser consumida é crua, para melhor aproveitar o seu valor nutritivo.

Pitanga

Essa pequena fruta vermelha se destaca pela quantidade de cálcio que carrega, fósforo e ferro, além de vitaminas A e C, indicando seu elevado poder antioxidante o que faz dela uma poderosa aliada para os ossos, ajudando a prevenir doenças como a osteoporose. Ela também é rica em *licopeno*, importante na prevenção de uma série de cânceres, como o câncer de próstata, pulmão e estômago. Para consumir essa fruta, é preciso tomar cuidado com os fungos, que se reproduzem na casca da fruta. Observe se a casca não está com uma textura áspera ou com uma cor diferente.

Cará

Esse tubérculo é o do mesmo grupo da batata. Por ter o gosto muito parecido com o de um alimento tão popular, o cará foi deixado de lado, e poucas pessoas o colocam no prato. O cará é uma fonte de carboidratos que pode ser utilizado para a recuperação muscular após uma atividade física. Também traz benefícios para o sistema imunológico e inibe a ação maléfica de radicais livres.

CAPÍTULO XVI
ESTUDO RELACIONA VITAMINA B AO COLESTEROL BOM:
Nutriente é encontrado em carnes, aves, peixes e leite

Bons níveis de colesterol HDL (o colesterol bom) no sangue ajudam na prevenção de doenças cardíacas, mas isso depende de hábitos de vida saudáveis, como prática de exercícios físicos. Um estudo publicado no periódico Metabolism, Clinical and Experimental aponta um novo hábito: consumir vitamina B.

Pesquisadores da University of Florida Collegeof Medicine-Jacksonville (EUA) observaram a interação entre um dos tipos da vitamina B, chamado ácido *nicotínico*, e células do fígado e do intestino humano. O nutriente é encontrado em carnes, aves, peixes, leite e suplementos vitamínicos, e é utilizado pelo organismo para transformar carboidratos em energia.

Na análise, o ácido *nicotínico* aumentou a atividade de um gene responsável pela produção do principal componente do colesterol HDL, a *apolipoproteína.* Portanto, a vitamina B não só impede que o HDL saia do sangue, como ainda é capaz de aumentar a sua produção. Estudos anteriores já haviam relacionado à vitamina ao colesterol, mas somente no novo estudo descobriu-se que ela também pode aumentar a quantidade do colesterol bom no sangue. A novidade ainda deverá ajudar na fabricação de novos medicamentos para a doença.

Mude os hábitos e controle o colesterol

Embora a palavra colesterol tenha adquirido um sentido pejorativo, ele é uma substância indispensável para o funcionamento do nosso metabolismo e está presente em todas as células do corpo. O problema é que existem dois tipos de colesterol: o HDL, chamado comumente de bom colesterol, e o LDL, o colesterol ruim.

Em excesso, este último pode gerar diversas complicações para a saúde cardiovascular, podendo até levar à morte. Para evitar esses problemas, segue quatro dicas de hábitos que ajudam a prevenir ou - para aqueles que já receberam o diagnóstico - controlar a doença.

São elas:

1. Optar pelo azeite de oliva: Embora seja calórico, com recomendação diária máxima estipulada em duas colheres de sopa, o azeite de oliva não só ajuda a diminuir o mau colesterol (LDL) como ainda aumenta o bom colesterol (HDL), explica o cardiologista e nutrólogo Daniel Magnoni, do Hospital do Coração (Hcor), de São Paulo. Isso ocorre graças aos antioxidantes, como as gorduras monoinsaturadas e a vitamina E presentes no alimento.

Mas, apesar de fornecer esses e outros benefícios, como a capacidade de controlar o diabetes tipo 2, o azeite não deve ser a primeira opção na hora de preparar alimentos fritos. Neste caso, o mais recomendado é usar o óleo de soja, uma vez que ele mostra mais resistência à formação de compostos tóxicos quando aquecido.

2. Trocar a carne por peixe: Para alguns, a associação entre peixes e ácidos graxos ômega 3 é imediata. Mas será que você sabe por que eles são tão bem-vindos na dieta? Um dos motivos é o fato de eles serem uma gordura boa, do tipo insaturada, que reduz, portanto, os níveis de colesterol e triglicérides do sangue.

Além disso, eles ainda evitam a formação de coágulos que podem obstruir vasos, podendo causar um infarto. Ácidos graxos ômega 3 estão presentes em peixes, como salmão, truta e atum, e em outros alimentos, como linhaça, nozes, rúcula e milho.

3. Praticar exercícios: Praticar exercícios físicos regularmente é uma maneira eficaz de aumentar a queima de gordura corporal, reduzindo o mau colesterol (LDL). Treinos frequentes também atuam na perda de peso e no controle do diabetes e da pressão alta, problemas que muitas vezes acompanham quem está com colesterol alto. Resumindo: você melhora a sua saúde e, de quebra, ainda entra em forma.

4. Consumir mais fibras: Fibras não podem ficar de fora do cardápio de quem tem colesterol. Primeiro porque elas diminuem a absorção de gorduras pelo organismo, reduzindo o nível de LDL. O outro motivo é o fato de elas aumentarem a excreção de colesterol na forma de bile.

Assim, prefira alimentos integrais e consuma frutas com a casca, sempre que possível. Outro conselho é preferir a fruta em seu estado natural, pois, quando aquecida, ela perde parte de suas fibras.

CAPÍTULO XVII
GORDURAS AUMENTAM A SACIEDADE E NÃO DEVEM SER RETIRADAS DA DIETA

As prateleiras de farmácias e lojas de produtos naturais foram invadidas por gorduras, seja em cápsulas ou óleo, com várias alegações de benefícios à saúde, além é claro, do poder emagrecedor. Entre as vedetes há o ômega 3, óleo de linhaça, óleo de cártamo, óleo de gergelim e até mesmo o óleo de coco, que ganham cada vez mais espaço na vida das pessoas. Já a gordura natural do alimento segue um caminho absolutamente inverso. São as primeiras a sair do cardápio de quem pretende perder peso ou adotar um estilo de vida mais saudável, deixando de fazer parte da vida das pessoas. Um comportamento controverso e talvez possa ser explicado pela dificuldade de entender os diferentes tipos de gordura.

As gorduras são realmente intrigantes. Apesar de gorduras, são distintas umas das outras em suas composições. As gorduras saturadas são sabidamente deletérias e estão associadas ao aumento de doenças cardiovasculares. Já as gorduras insaturadas fazem o papel de guardião, protegem o coração e previnem de outros processos inflamatórios. Essa distinção de tipos de gorduras pode ser o fator que contribuiu para o aumento do uso de suplemento e promoveu a redução de gordura no prato de refeição. Aparentemente ficou mais fácil tomar uma cápsula do que ficar atento à gordura dos alimentos. Mas as aparências podem enganar.

Nenhum suplemento deve substituir as gorduras do cardápio. Primeiro, é preciso esclarecer que eles não são capazes de gerar perda de peso. Além disso, alguns podem até ser deletérios, como é o caso do óleo de coco, que aumenta o colesterol. As demais são realmente boas gorduras, mas elas devem fazer parte da alimentação cotidiana e, exceto raras exceções, poderão ser utilizadas como suplementos alimentares.

As gorduras alimentares devem continuar no cardápio. Apesar das associações negativas e de seu elevado teor calórico, retirar as gorduras da alimentação é um erro. Mesmo para quem precisa perder peso. Toda alimentação saudável e balanceada deve conter 30% do teor calórico total da dieta em gorduras. Essa recomendação se baseia nas importantes funções das gorduras para a saúde humana. Elas são fundamentais no processo de produção dos hormônios, no transporte de vitaminas, além disto, são componentes das membranas celulares, participam da função imunológica e anti-inflamatória, aumentam o poder de saciedade e a palatabilidade dos alimentos.

Fica muito mais fácil perder peso quando o cardápio a ser seguido é gostoso. Ninguém consegue seguir um plano alimentar monótono por muito tempo. Exatamente por isso é muito importante preservar as gorduras na dieta. Ganha-se em sabor, prolonga-se o tempo de tratamento e permite o alcance do peso ideal e sua manutenção. Outro ponto, é que sem a contribuição de saciedade promovida por esse nutriente, não é possível controlar a fome, levando ao consumo ainda maior de fontes de carboidratos (pães, bolachas, arroz e batatas), impossibilitando a perda de peso e/ou trazendo outros riscos à saúde.

Quando se escolhe um suplemento de gordura, não se alcança resposta de saciedade e não há melhora do sabor dos alimentos. Ainda que haja benefícios, perde-se funções importantes para o equilíbrio nutricional. Além disso, ao escolher um alimento rico em gorduras insaturadas, não se escolhe um único tipo de gordura, como ômega 3, por exemplo; outras gorduras do bem estão no mesmo alimento, potencializando seu efeito protetor.

As gorduras protetoras ou insaturadas são divididas em dois grupos: monoinsaturada e poli-insaturada. As primeiras são encontradas principalmente em alimentos de origem vegetal como azeite e oliva, óleo de canola, óleo de gergelim, abacate, nozes e castanhas. Os óleos podem ser utilizados no preparo de comidas básicas como arroz e feijão e no tempero de folhas e legumes. As poli-insaturadas estão presentes nos peixes de água fria e também em óleo vegetais e castanhas.

Para facilitar o entendimento para o consumo das gorduras, é importante saber que o equilíbrio pode ocorrer natural e espontaneamente ao substituir as carnes vermelhas - ricas em gorduras saturadas - por peixe. Esse é um processo que não deixa brecha para erros nutricionais. A conduta é simples. Essa conduta não significa abolir o consumo de carnes vermelhas, mas sim comer mais vezes na semana o peixe. Outra questão importante a esclarecer é que ao contrário do que muitos pensam, os óleos vegetais devem continuar participando do preparo de todas as refeições. Cozinhar com óleo é saudável, podendo ser o óleo de soja, milho, girassol ou canola. O cuidado, como em todos os grupos alimentares, é o controle da porção.

Outros fatores podem estar por traz ao crescente interesse dos suplementos de gorduras em cápsulas e óleos; mas a grande verdade é que, ainda, ninguém conseguiu demonstrar proteção superior àquela que um bom prato de comida, colorido, variado e saboroso pode trazer.

CAPÍTULO XVIII
FENO-GREGO AJUDA A EMAGRECER E REDUZIR O COLESTEROL RUIM:
Saiba para que serve o feno-grego, quais os cuidados ao consumir e muito mais

O extrato de feno-grego e seu óleo essencial são utilizados há mais de 2.500 anos pela Medicina Ayurvédica, com muitos benefícios relatados: desordens do estômago e vesícula biliar, alteração no paladar, problemas respiratórios, úlceras na boca, dor de garganta, diabetes, inflamações, feridas, anemia, febre, insônia, cólica abdominal e menstrual. Os benefícios continuam: reduz os níveis de colesterol e triglicérides, protege o coração, ajuda a emagrecer, ativa o sistema imunológico e atua contra gripes, resfriados e várias infecções. Ele é benéfico no período de lactação (aumenta a produção de leite) e melhora a digestão, e também é usado em aplicações tópicas para cuidar da pele e cabelos. A erva é reconhecida cientificamente por suas ações antimicrobiana, antioxidante, antiglicêmica, antilipêmica, anti-inflamatória e anticancerígena.

Nutrientes

As sementes de feno-grego são a parte mais utilizada da planta, têm um sabor levemente amargo, e costumam ser empregadas como uma erva medicinal. No entanto, o feno-grego tem um sabor agradável quando cozido, e pode ser usado no preparo de alimentos. As sementes são secas e moídas, daí resultando o tempero em pó. Muito nutritivas, elas são ricas em minerais (ferro, potássio, cálcio, selênio, cobre, zinco, manganês, magnésio) e vitaminas (A, C, complexo B, folato). Além disso, contêm flavonoides, polissacarídeos e fibras, como luteolina, apigenina, quercetina, saponinas, mucilagem e pectina, que ajudam a diminuir os níveis de colesterol, além de acelerar a eliminação de toxinas. O aminoácido 4-

hidroxi-isoleucina, presente nas sementes, ajuda a reduzir a absorção de glicose no intestino.

Sistema digestivo

O feno-grego é útil em numerosos problemas digestivos, como má digestão, prisão de ventre, dor gástrica, inflamação do estômago e do intestino. Por conter fibra solúvel ele ajuda na constipação, e seus óleos essenciais atuam na melhora da digestão. Além disso, o feno-grego alivia a colite ulcerativa devido ao seu efeito anti-inflamatório.

Coração e colesterol

O feno-grego ajuda na prevenção de doenças cardíacas, reduz o endurecimento das artérias e regula os níveis de colesterol e triglicérides. Feno-grego atua na redução do colesterol LDL, e pode prevenir significativamente várias doenças como aterosclerose, ataque cardíaco e acidente vascular cerebral, e isto se deve ao alto teor de galactomanana, uma fibra solúvel natural presente nas sementes.

Açúcar e diabetes

O feno-grego atua no diabetes tipo II, o que é fartamente documentado por muitas pesquisas, e também pode ajudar no diabetes tipo I. Estudos feitos por pesquisadores indianos mostram que o feno-grego adicionado em dietas de diabéticos do tipo I reduz o nível de açúcar urinário em até 54%. A fibra galactomanana, citada acima, é a responsável por retardar a velocidade de absorção e entrada do açúcar na corrente sanguínea. O aminoácido 4-hidroxi-isoleucina, presente no feno-grego, também reduz a absorção do açúcar e modula a produção de insulina, o que contribui para o controle da glicemia. A liberação lenta da insulina ao invés de uma dose maciça (pico de insulina) melhora toda a função corporal, preserva o pâncreas e evita os altos e baixos da glicemia (açúcar no sangue) em diabéticos.

Anti-inflamatório natural

O feno-grego ajuda a combater a inflamação em diversas áreas do corpo (dentro e fora), e atua em úlceras de boca e de perna, furúnculos, eczemas, feridas, bronquite, tosse crônica, artrite, doenças renais e câncer. Pesquisa publicada na revista científica International Immuno Pharmacology estudou a ação anti-inflamatória e antioxidante da mucilagem de feno-grego em ratos artríticos e confirmou o poder da erva no combate à inflamação.

Libido

O feno-grego ajuda os homens na esfera sexual, incluindo disfunção erétil, libido, desempenho sexual e impotência. A erva atua aumentando os níveis de testosterona. Em um estudo publicado na revista Phytotherapy Research, homens receberam placebo ou cápsulas de extrato de feno-grego durante seis semanas. Na análise foi constatado que o feno-grego teve uma influência significativa sobre a excitação sexual, energia e resistência, e ajudou os participantes a manter os níveis normais de testosterona.

Cuidados

O feno-grego é muito seguro, o único efeito colateral visto em pessoas que tomam altas doses é um leve desconforto gastrointestinal, com inchaço, gases e leve diarréia. O feno-grego é contra-indicado durante a gravidez porque pode ter efeito abortivo devido à sua forte atuação sobre o sistema reprodutivo feminino. Também é importante notar que o feno-grego tem ação anticoagulante e pode causar sangramento excessivo em algumas pessoas: isto é válido para quem tem distúrbios hemorrágicos ou faz uso de medicamentos anticoagulantes.

Como usar

Compre as sementes de feno-grego, dê uma leve tostada para reduzir o sabor amargo e coloque num frasco com moedor (igual ao que se usa para a pimenta do reino). Na hora de usar é só moer, obtendo-se um pó que pode temperar diversos pratos, como cozidos, legumes e sopas.

CAPÍTULO XIX LECITINA DE SOJA É ALIADA DO CÉREBRO E CONTROLA O COLESTEROL

Existe um alimento polêmico que hora é apontado como benéfico e hora como vilão: é a soja. O motivo de se questionar a soja, segundo o grupo de ativistas ecologicamente corretos, é o fato dela hoje ser modificada geneticamente, ou seja, transgênica; palavra que mais assusta do que realmente signifique algo prejudicial para a saúde, pelo menos se baseando nos estudos atuais, que ainda não conseguem comprovar tal fato, mas que só mesmo o tempo, com o uso contínuo na alimentação humana, trará a certeza de sua segurança.

As evidências atuais ainda pendem no sentido de entender que vários nutrientes encontrados na soja têm potenciais benefícios à saúde. É importante compreender que a soja é composta de várias partes diferentes, como a fração oleosa e outra fração protéica. Algumas proteínas da soja, como a dadzeína e genisteína têm comprovadamente benefícios na diminuição dos sintomas da menopausa, fato amplamente comprovado por estudos. Na fração oleosa da soja é que encontramos a lecitina, composto orgânico (fosfolipídeos) formado por um ou mais ácidos graxos associados a outros nutrientes como serina, colina, inositol, formando fosfatidilserina, fosfatidilcolina e fosfatidilinositol, respectivamente, além do ácido fosfatídico, cálcio, fósforo e vitamina E. Este grupo de substâncias é chamado de lecitina. A lecitina pode ser encontrada naturalmente na soja, gema de ovo, gérmen de trigo e semente de girassol como também pode ser "produzida" em maior escala pela indústria através de técnicas bioquímicas.

Muito utilizado pela indústria alimentícia, pelo seu poder emulsificante, ou seja, ajuda que a parte líquida do alimento se misture homogeneamente com a parte oleosa dele, trazendo estabilidade à esta mistura, a lecitina de soja é figura fácil na confecção de chocolates, biscoitos, leite em pó, margarinas, sorvetes, massas e panificação. Até mesmo na indústria cosmética é utilizada, como cremes e pomadas.

Os benefícios da lecitina de soja para a saúde humana, utilizados como suplemento alimentar em cápsulas, já foram comprovados por estudos nas últimas décadas. Seus componentes mais estudados e a alegação de seus benefícios são a fosfatidilserina, colina e o fosfatidilinositol.

Alguns estudos avaliaram os efeitos da fosfatidilserina e seus benefícios mais evidentes foram:

- Melhora da cognição, ou seja, funções cerebrais como atenção e memorização em idosos com doença degenerativa cerebral.
- Melhor tolerância ao estresse em indivíduos submetidos a ambientes estressores, por provável ação da fosfatidilserina no eixo hormonal hipotálamo-hipófise-suprarrenal, equilibrando níveis de cortisol, que é o hormônio responsável pela adaptação do organismo em situações desfavoráveis.

Já a colina é um nutriente fundamental na formação da acetilcolina, sendo este um dos neurotransmissores responsáveis pela memorização e retenção da informação pelo cérebro. Por este motivo, estudos concluíram que a lecitina de soja favorece a saúde cerebral em adultos e idosos. Outra função importante da colina é atuar na preservação de algumas funções do fígado, como na produção da bile e digestão adequada dos alimentos, além de ser fundamental para a renovação das células hepáticas (hepatócitos). Estudos mostraram o efeito protetor da lecitina de soja no fígado de ratos expostos à ingestão crônica de álcool.

O fosfatidilinositol, outro componente da lecitina de soja, atua na proteção dos neurônios cerebrais, preservando suas funções e atuando como antioxidante. Estudos mostraram seus benefícios em pacientes com doença de Parkinson.

Vários outros estudos também mostraram que a lecitina de soja ajuda no controle dos níveis sanguíneos do colesterol no sangue, diminuindo o colesterol "ruim" (LDL) e aumentando o "bom" colesterol (HDL), fato que talvez explique porque o consumo de pelo menos 25 gramas de soja por dia diminui o risco de doenças cardíacas. Outro mecanismo de ação da lecitina de soja é diminuir a formação de placas de gordura nas artérias, diminuindo o risco de ataques cardíacos e melhorando a circulação sanguínea.

Embora se alegue que a lecitina de soja ajude no emagrecimento, nenhum estudo confirmou realmente este fato, ficando no campo da especulação este benefício. Também não há relatos de estudos que confirmem sua ação no equilíbrio hormonal e nem como diminuidor dos sintomas da menopausa, lembrando que este benefício foi comprovado com as isoflavonas (genisteína e dadzeína) da soja, sendo a parte protéica deste grão e não exatamente a lecitina de soja.

Vale ressaltar que existem doses limites e adequadas para se utilizar a lecitina de soja como suplemento alimentar, variando de 500 mg a no máximo 2 gramas por dia, sendo encontrada em cápsulas de 500 mg ou 1.000 mg. Não se recomenda o uso em gestantes e em pessoas com hipersensibilidade à soja. Seu consumo excessivo pode levar a efeitos colaterais como dores abdominais, náuseas e enjôos, gases e sensação de estufamento na barriga.

Na dúvida, após todo o exposto acima, converse com seu médico ou nutricionista para orientá-lo na melhor maneira de inserir a lecitina de soja no seu dia a dia.

CAPÍTULO XX
SETE ALIMENTOS TERMOGÊNICOS QUE AUXILIAM NA PERDA DE PESO:

Eles aumentam o gasto calórico de seu organismo e aceleram os resultados

Todas as atividades realizadas pelo corpo consomem energia. Isso inclui o processo digestivo, que pode ser usado a seu favor para emagrecer quando o que está em questão são os alimentos termogênicos. Esses alimentos são capazes de aumentar o gasto calórico do organismo durante a digestão e o processo metabólico.

De acordo com a nutricionista Daniela Cyrulin, de São Paulo, quanto mais difícil for a digestão do alimento, maior será o seu poder termogênico. A nutricionista funcional Luciana Harfenist, do Rio de Janeiro, explica: "As substâncias termogênicas contidas em certos alimentos têm a capacidade de aumentar a temperatura corporal, acelerando o metabolismo e aumentando a queima de gordura. A termogênese é um processo regulado pelo sistema nervoso e interferências neste sistema podem ajudar no controle de emagrecimento e obesidade".

No entanto, sabe-se que não existem milagres quando o assunto é perder peso. Para que esses alimentos mostrem resultado, é necessário aliá-los à dieta regrada e exercícios físicos. Além disso, os termogênicos possuem algumas restrições. "Quem tem hipertireoidismo não deve ingeri-los, visto que o metabolismo já está muito elevado, o que aumenta o risco de perda de massa muscular", exemplifica Daniela. Luciana também lembra que crianças e gestantes, pessoas com cardiopatias, hipertensão, enxaqueca, úlcera e alergias não devem abusar desses alimentos, pois eles podem levar a aumento da pressão arterial, hipoglicemia, insônia, nervosismo e taquicardia.

Saiba quais são os principais alimentos termogênicos e aprenda a utilizá-los; mas sem esquecer de passar antes por uma avaliação nutricional.

Pimenta vermelha

Esse tipo específico de pimenta é rica em capsaicina, substância que favorece o aumento da quebra de gorduras no tecido adiposo. Ela aumenta em até 20% a atividade metabólica se ingerida na quantidade de três gramas por dia, podendo ser adicionada em saladas e pratos quentes como tempero.

Chá verde (Camellia sinensis)

"Assim como a pimenta, esse chá favorece a utilização da gordura corporal como fonte de energia em função do estimulo metabólico", afirma a nutricionista funcional Luciana Harfenist. Para que o efeito aconteça, a nutricionista Daniela Cyrulin aconselha cinco xícaras de chá por dia durante três meses. Mas, cuidado: quem tem insônia não deve ingerir o chá verde na parte da tarde ou noite.

Canela

A nutricionista funcional Luciana Harfenist destaca que, além de aumentar o metabolismo basal, a canela possui alto teor de cálcio mineral, substância importante para o emagrecimento. Polvilhada por cima de frutas (aproximadamente uma colher de chá rasa), contribui com o emagrecimento e ainda torna a refeição deliciosa, como aconselha a nutricionista Daniela Cyrulin.

Gengibre

Essa raíz pode aumentar o gasto calórico em mais de 10%. "O gengibre pode ser consumido de diversas formas, cru, em marinadas para temperar carnes, aves e peixes, e ainda fica ótimo em molho de tomate, sopas de legumes e chá, quando misturado com outras ervas", sugere a nutricionista funcional Luciana Harfenist. A quantidade indicada pela nutricionista Daniela Cyrulin é de duas fatias pequenas.

Chá de hibisco

Esse chá, assim como os demais termogênicos, aumenta a temperatura corporal durante a digestão e, consequentemente, aumenta o metabolismo. Para que o efeito seja positivo, a nutricionista Daniela Cyrulin aconselha um litro por dia, sendo que, para um litro de água, deve-se usar uma colher de sopa da flor.

Alimentos com ômega 3

A nutricionista funcional Luciana Harfenist explica que o ômega 3 é encontrado em peixes (como salmão e atum) e em oleaginosas. Ele aumenta o metabolismo basal, melhora a retenção de líquidos e facilita a comunicação entre as células do organismo.

Água gelada

A água gelada pode ajudar a emagrecer. Ao ingeri-la, seu organismo gasta energia para elevar a temperatura até a tida como adequada pelo corpo (algo entre 36º e 37ºC). No entanto, o efeito é muito leve. Para melhores resultados, ingira oito copos de água por dia, pois essa medida pode aumentar seu gasto calórico em até 200kcal, como afirma a nutricionista Daniela Cyrulin.

CAPÍTULO XXI ALIMENTOS QUE ELEVAM A IMUNIDADE: Transforme-os em aliados e deixe a saúde perfeita

Se sua imunidade estiver baixa, ou, se você não quer ter problemas de saúde, aposte em um prato de comida bem equilibrado, principalmente com os ingredientes certos. "Os alimentos são ricos em vitaminas, minerais e outras substâncias que auxiliam na manutenção do sistema imunológico", afirma Ioná Zalcman, mestre em nutrição pela Universidade Federal de São Paulo. De acordo com a nutricionista, atingir a recomendação diária de consumo de frutas e vegetais já garante uma defesa melhor. "O consumo deve ser de cinco porções por dia: três frutas e dois vegetais", completa. A seguir, confira a lista de campeões da blindagem e conheça os motivos que tornam esses alimentos poderosos aliados do organismo.

Frutas cítricas

Frutas cítricas, como laranja, acerola, kiwi, tomate, além de brócolis, couve e pimentão verde e vermelho são ricos em vitamina C, antioxidante que aumenta a resistência do organismo.

Vegetais verdes escuros

Vegetais verdes escuros (brócolis, couve, espinafre), feijão, cogumelo (shimeji) e fígado são alguns dos alimentos que apresentam ácido fólico. O nutriente auxilia na formação de glóbulos brancos, responsáveis pela defesa do organismo.

Alimentos ricos em zinco

Carne, cereais integrais, castanhas, sementes e leguminosas (feijão, lentilha, ervilha, grão de bico), são ricos em zinco, nutriente que combate resfriados, gripes e outras doenças do sistema imunológico.

Oleaginosas

Noz, castanha, amêndoa e óleos vegetais (de girassol, gérmen de trigo, milho e canola) são ricos em vitamina E. Ela é benéfica, principalmente para os idosos, agindo no combate à diminuição da atividade imunológica por conta da idade.

Tomate

Rico em licopeno, o tomate é forte aliado para combater doenças cardiovasculares, removendo radicais livres do organismo.

Alimentos fonte de ômega-3

O ômega-3 presente, por exemplo, no azeite e no salmão, auxilia as artérias a permanecerem longe de inflamações, ajudando a imunidade do corpo.

Antioxidantes

A castanha-do-pará e cogumelos (champignon) contêm selênio, um forte antioxidante que combate os radicais livres, melhorando a imunidade do corpo e acelerando a cicatrização do organismo.

Gengibre

Rico em vitaminas C, B6 e com ação bactericida, o gengibre ajuda a tratar inflamações da garganta e auxilia nas defesas do organismo.

Pimenta

A pimenta é fonte de betacaroteno, substância que se transforma em vitamina A, nutriente que protege o organismo de infecções.

CAPÍTULO XXII
CHÁ DE HIBISCO
A BEBIDA QUE COMBATE A GORDURA DA BARRIGA E QUADRIS,CONTROLA OS NÍVEIS DE COLESTEROL, PRESSÃO ALTA E TEM AÇÃO DIURÉTICA

O chá de hibisco é preparado com o cálice do botão seco da flor chamada *Hibiscus Sabdariffa*, que não é aquela espécie de hibisco normalmente encontrada nos jardins. Devido a esta planta, a bebida é rica em substâncias antioxidantes como flavonoides e ácidos orgânicos. Estes nutrientes proporcionam diversos efeitos benéficos, entre eles, a ação diurética, impedindo a retenção de líquidos, e a capacidade de evitar o acúmulo de gorduras, principalmente na região da barriga e quadris.

Este último ocorre porque o chá reduz a adipogênese, processo no qual ocorre a maturação de células pré-adipócitas que se convertem em adipócitos maduros, capazes de acumular gordura no corpo.

Outros estudos apontam que alguns flavonoides presentes na bebida possuem um efeito cardioprotetor e vasodilatador. Assim, as substâncias ajudam a aumentar o colesterol bom, HDL, diminuir o colesterol ruim, LDL, triglicerídeos e a pressão arterial.

Principais nutrientes do chá de hibisco	
CHÁ DE HIBISCO - 200 ml – UM COPO	
Calorias	74 kcal
Proteínas	0,86 g
Gorduras totais	1,3 g
Carboidratos	14,82 g
Fibras	0,6 g
Açúcar total	12 g
Ferro	17,28 mg
Magnésio	2 mg
Fósforo	6 mg

Potássio	18 mg
Sódio	6 mg
Vitamina C	36,8 mg
Tiamina - Vitamina B1	2,55 mg
Riboflavina - Vitamina B2	0,198 mg
Ácido fólico	2 mcg
Vitamina A	30 mcg
Cálcio	2 mg[1]

Confira qual a porcentagem do Valor Diário[2] de alguns nutrientes que a porção recomendada, 200 ml (um copo), deste chá carrega:

- 213% de vitamina B1
- 123% de ferro
- 82% de vitamina C
- 15% da vitamina B2
- 5% de vitamina A

O cálice da flor utilizado para elaborar o chá de hibisco é rico em vitamina B2 (riboflavina), que auxilia na saúde da pele, ossos e cabelos, e a vitamina B1 (tiamina). Todas as vitaminas pertencentes ao complexo B ajudam o nosso corpo na captação de energia nas células, principalmente ao auxiliar no metabolismo do oxigênio e da glicose, as principais fontes de combustível celular. A B1, ainda por cima, tem essa ação principalmente nos neurônios, células que formam nosso cérebro.

---

[1]**Fonte:** Tabela do Departamento de Agricultura dos Estados Unidos.

[2]VALORES DIÁRIOS DE REFERÊNCIA PARA ADULTOS COM BASE EM UMA DIETA DE 2.000 KCAL OU 8.400 KJ. SEUS VALORES DIÁRIOS PODEM SER MAIORES OU MENORES DEPENDENDO DE SUAS NECESSIDADES ENERGÉTICAS.

O chá ainda possui boas quantidades de ferro, que atua no transporte de oxigênio no organismo e previne problemas como anemia, dor de cabeça e cansaço. A Vitamina A, que conta com um efeito antioxidante e é necessária para a visão, sistema imunológico, pele e saúde óssea, e a vitamina C, que protege o organismo contra a baixa imunidade, doenças cardiovasculares, doenças dos olhos e até envelhecimento da pele, também estão presentes na bebida.

A bebida conta com diversas substâncias antioxidantes, como os flavonoides, especialmente as antocianinas, que possuem efeito cardioprotetor, vasodilatador e contribuem para evitar o acúmulo de gorduras.

Outro flavonoide interessante é a quercetina que ajuda a proporcionar uma ação diurética. Os ácidos orgânicos, como os ácidos cítricos, hibístico e málico, também possuem ação antioxidante e estão presentes em boas quantidades no chá de hibisco.

Ação diurética

O chá de hibisco tem efeito diurético, por isso é um aliado para evitar a retenção de líquidos. Um estudo publicado no *Journal of Ethnopharmacology* da Sociedade Internacional de Etnofarmacologia observou que o flavonoide quercetina presente na bebida é um dos nutrientes que ajuda a proporcionar esta ação.

BENEFÍCIOS DO CHÁ DE HIBISCO

Evita o acúmulo de gordura: uma pesquisa publicada no Journal of Ethnopharmacology da Sociedade Internacional de Etnofarmacologia concluiu que o chá de hibisco é capaz de reduzir a adipogênese. Este processo consiste na maturação celular no qual as células pré-adipócitas se convertem em adipócitos maduros capazes de acumular gordura no corpo.

Ao diminuir este processo, o chá de hibisco contribui para que menos gordura fique acumulada na região do abdômen e nos quadris. Ainda não está claro qual é a substância presente na bebida que é responsável pelo benefício. Porém, acredita-se que a ação antioxidante dos flavonoides antocianina e quercetina contribuem para reduzir o depósito de gordura.

Outra pesquisa publicada pela Planta Medica, da Society for Medicinal Plant and Natural Product Research, concluiu que o chá age na aldosterona, hormônio secretado pelas suprarrenais que regulam o balanço eletrolítico do organismo favorecendo a ação diurética. Ainda não foram identificados quais os nutrientes que proporcionam o benefício.

Controla o colesterol: um estudo publicado no Journal of Alternative and Complementary Medicine feito com 53 pacientes portadores de diabetes concluiu que o consumo do chá de hibisco contribui para a diminuição do colesterol ruim, LDL, e aumento do colesterol bom, HDL. A bebida diminuiu o colesterol LDL em 8% e aumentou o HDL em 16,7%.

O mesmo estudo comparou o chá de hibisco com o chá preto e observou que o primeiro é mais eficiente para o combate do colesterol do que o segundo. Isto porque o preto apenas aumentou o HDL, mas diminuiu o LDL. O chá de hibisco é tão interessante para pessoas que possuem problemas com os níveis de colesterol por ser rica em substâncias com ação antioxidante.

Controla a pressão arterial: um estudo publicado no Journal of Nutrition concluiu que o chá de hibisco ajuda a baixar a pressão arterial. A pesquisa contou com 65 pacientes que tiveram os níveis de pressão arterial reduzidos. Os estudiosos acreditam que alguns flavonoides presentes na bebida proporcionariam este benefício ao diminuir uma enzima que atua sobre a pressão arterial.

Bom para o cérebro: o chá de hibisco conta com boas quantidades de vitaminas B1 e B2. Todas as vitaminas pertencentes ao complexo B ajudam o nosso corpo na captação de energia nas células, principalmente ao auxiliar no metabolismo do oxigênio e da glicose, as principais fontes de combustível celular. A B1, ainda por cima, tem essa ação principalmente nos neurônios, células que formam nosso cérebro.

Quantidade recomendada do chá de hibisco

A orientação é consumir um copo de 200 ml de chá de hibisco. Para cada copo deve ser utilizado de 4 a 6 gramas da flor seca, equivalente a uma colher de chá, ou dois a três pacotinhos de chá.

Como consumir o chá de hibisco

Caso utilize a flor a granel, procure aquecê-la o mínimo possível para não perder as propriedades. Separe 200 ml de água, deixe ferver e após isso adicione de 4 a 6 gramas, equivalente a uma colher de chá, da flor seca. Mantenha a bebida por três minutos no fogo e após isso ela pode ser consumida.

COMPARE O CHÁ DE HIBISCO COM OUTROS CHÁS			
Nutrientes	Chá de hibisco - 200 ml - um copo	Chá-preto - 450 ml	Chá mate - 1 litro
Calorias	74 kcal	1 kcal	30 kcal
Proteínas	0,86 g	0 g	0 g
Gorduras totais	1,3 g	0 g	1 g
Carboidratos	14,82 g	0.3 g	6 g
Fibras	0,6 g	0 g	0 g
Cálcio	2 mg	0 mg	10 mg
Ferro	17,28 mg	0.01 mg	0 mg
Magnésio	2 mg	1 mg	20 mg
Fósforo	6 mg	1 mg	0 mg
Potássio	18 mg	21 mg	50 mg
Sódio	6 mg	0 mg	0 mg
Vitamina C	36,8 mg	0 mg	0 mg
Tiamina - Vitamina B1	2,55 mg	0 mg	8,9 mg
Riboflavina - Vitamina B2	0,198 mg	0.014 mg	0 mg
Ácido fólico	2 mcg	5 mcg	0 mcg

Vitamina A	30 mcg	0 mcg	0 mcg[3]

O chá de hibisco possui quantidades do flavonoide antocianina, um poderoso antioxidante, tão relevantes quanto às frutas vermelhas e roxas, como a amora, morango e mirtilo (blue berry). Comparado com outros chás, o de hibisco é rico em vitaminas A e C e em ferro, enquanto o preto e o mate não possuem estes nutrientes.

COMBINANDO O CHÁ DE HIBISCO

Chá de hibisco + alimentos termogênicos: pessoas que pretendem emagrecer podem combinar o chá de hibisco com um alimento termogênico. Isto porque o primeiro irá evitar que a gordura se acumule na região do abdômen e quadris enquanto o segundo será capaz de aumentar o gasto energético. Uma boa opção de bebida termogênica é o chá verde.

Contra-indicações

É interessante que gestantes e lactantes evitem o chá de hibisco. Isto porque alguns estudos preliminares apontaram que a bebida possui ação mutagênica. Ou seja, pode interferir na estrutura dos genes do bebê, trazendo problemas.

---

[3]**Fonte:** Tabela do Departamento de Agricultura dos Estados Unidos e Tabela Brasileira de Composição dos Alimentos / Taco - versão 2, UNICAMP

Riscos do consumo excessivo

Por ter ação diurética, o consumo em excesso do chá de hibisco pode fazer com que a pessoa elimine muito eletrólitos, nutrientes essenciais para o funcionamento do organismo composto principalmente por cálcio, potássio, sódio e magnésio. A falta destas substâncias pode levar à desidratação.

Onde encontrar[4]

O extrato seco da flor de hibisco pode ser encontrada em lojas de produtos naturais.

---

[4]**Fontes consultadas:** Andrea Dario Frias, doutora em ciência da nutrição e Ph. D em nutrição, coordenadora do centro de pesquisas Sanavita. Alexandro Botsaris, clínico geral e fitoterapeuta, presidente do Conselho Diretor da Associação Brasileira de Fitoterapia. Maria Angélica Fiut, nutricionista e fitoterapeuta, membro do Conselho Diretor da Associação Brasileira de Fitoterapia (ABFIT).

CAPÍTULO XXIII ALIMENTOS QUE COMBATEM A ANSIEDADE

Ricos em vitaminas e aminoácidos, eles melhoram a tranquilidade e a disposição

A ansiedade provoca desarmonia nas emoções, e isso se reflete na saúde. Quando em excesso, ela desencadeia a sensação de mal-estar e impede a pessoa de viver a vida com mais leveza, sem tanta angústia em relação ao que ainda está por vir. Os ataques de gula também são creditados a ela. Existem tratamentos e terapias para controlar a ansiedade; mas a alimentação também pode ajudar a controlar esse distúrbio. Alguns alimentos contêm aminoácidos e vitaminas essenciais, que atuam diretamente diminuindo o estresse, combatendo a ansiedade e aumentando os níveis de serotonina, responsável pelo bem-estar e pelo relaxamento. A seguir, conheça sete alimentos que ajudam a aquietar a mente.

Frutas cítricas

Estudos comprovaram que a vitamina C, presente nas frutas cítricas, diminui a secreção de cortisol, hormônio liberado pela glândula adrenal em resposta ao estresse e à ansiedade e responsável por transmitir a notícia de estresse para todas as partes do corpo. Seu consumo promove o bom funcionamento do sistema nervoso e aumenta a sensação de bem-estar. "Vitaminas e minerais, como a vitamina C, por exemplo, são perdidas nos quadros de estresse e ansiedade, além de queda de açúcar no sangue (hipoglicemia). Por isso, existe a necessidade de suprir essas carências", ressalta a nutricionista Rosana Farah, membro da Associação Brasileira para o Estudo da Obesidade.

Leite, ovos e derivados magros

Eles são uma ótima fonte de um tipo de aminoácido, o triptofano, que alivia os sintomas de ansiedade. De acordo com a nutricionista Rosana Farah, uma vez no cérebro, o triptofano aumenta a produção de serotonina, o hormônio da felicidade, que é um neurotransmissor capaz de relaxar e dar sensação de bem-estar. A especialista recomenda o consumo de 2 a 3 porções por dia deste grupo de alimentos.

Carboidratos

Os carboidratos, provenientes dos cereais na sua forma simples e integral, e das frutas mais adocicadas, também podem combater a indesejada ansiedade. "Eles elevam o nível de açúcar no sangue, dando energia, bem-estar e disposição", explica Rosana Farah. Pães, arroz, aveia, feijão, massas, batata, mel, jabuticaba, uvas, maçãs fazem parte deste grupo alimentar. A quantidade recomendada é de 6 a 9 porções diárias.

Banana

Um estudo feito por pesquisadores do Instituto de Pesquisas de Alimentos e Nutrição das Filipinas comprovou que esta fruta ajuda no combate da depressão e alivia os sintomas da ansiedade. Graças ao alto teor de triptofano que a fruta carrega, ajudando na produção de serotonina.

Carnes e peixes

Eles são a melhor fonte natural de triptofano, aminoácido que em conjunto com a vitamina B3 e o magnésio produzem serotonina, um neurotransmissor importante no processo do sono, do humor e que regula os níveis de ansiedade. Além disso, as carnes e peixes contêm outro aminoácido chamado taurina. Esta substância aumenta a disponibilidade de um neurotransmissor chamado gaba, que o organismo usa para controlar fisiologicamente a ansiedade. "A recomendação diária em relação às carnes é de 1 a 2 porções. Dê sempre preferência às carnes brancas e magras", recomenda a nutricionista Rosana Farah.

Chocolate

"O chocolate é rico em flavonoides, um tipo de antioxidante que favorece a produção de serotonina, neurotransmissor responsável pela sensação de bem-estar e que melhora o humor, reduzindo a sensação de ansiedade," explica a especialista em nutrição clínica e gastronomia, Rosana Farah. O recomendado são 30 gramas de chocolate por dia. E de preferência ao chocolate amargo, bem menos calórico e mais rico em flavonoides.

Espinafre

O espinafre contém folato (ácido fólico), que é uma potente vitamina antidepressiva natural. Segundo a nutricionista Rosana Farah, ele combate a ansiedade, pois quando está em baixas concentrações no organismo também diminui os níveis cerebrais de serotonina. Além disso, segundo um estudo da Universidade da Califórnia, o cérebro consome muita energia para funcionar e isso resulta na sobra de resíduos químicos oxidantes. É neste momento que alimentos, como o espinafre começam a trabalhar para eliminar as substâncias em excesso, "desenferrujando" o cérebro.

CAPÍTULO XXIV BENEFÍCIOS DOS ASPARGOS PARA A SAÚDE E DIETA

Os aspargos contribuem para a prevenção de alguns tipos de câncer e ainda ajuda a emagrecer

Conhecido desde a Roma antiga, o aspargo é valorizado como iguaria gastronômica e como medicamento há, pelo menos, 200 anos A.C. Pouco calórico e altamente nutritivo, ele deve ser incluído no cardápio para ajudar a manter a saúde em dia e é opção para as dietas de pessoas que querem emagrecer, além de fortalecer o organismo, ele acelera o funcionamento e ajuda a eliminar as toxinas.

Alguns estudos já provaram a ação protetora das substâncias antioxidantes contra o desenvolvimento de doenças crônicas, como as cardiovasculares e o câncer. O aspargo apresenta uma série de antioxidantes, como compostos fenólicos e flavonoides, que contribuem diretamente com a saúde. Há, ainda, a presença de carotenóides beta caroteno, luteína e zeaxantina, que têm ação preventiva em alguns tipos de câncer, como o de mama, e diminuem o risco de doenças oculares como degeneração macular e catarata.

O aspargo é colhido, no Brasil, de agosto a novembro, razão pela qual adquirir o vegetal fresco se torna mais fácil e barato nessa época do ano. Uma dica importante de preparo é não cozinhar o vegetal em panela de ferro, uma vez que os taninos presentes reagem com o ferro e os talos perdem a cor e as propriedades nutritivas.

Sempre dizemos que o aspargo é um vegetal completo, por apresentar vitaminas e minerais que compõe uma dieta saudável. Ele é classificado no segundo degrau da pirâmide alimentar, onde ficam os grupos dos legumes, das verduras e das frutas, e que devem ser consumidas em três porções diariamente. Entre vitaminas e minerais, podemos destacar a vitamina C, que contribui para o bom funcionamento do sistema imunológico; o potássio, que atua como regulador da pressão; e o manganês, que facilita os processos metabólicos.

É importante lembrar que, em algumas pessoas, o consumo de aspargo provoca um odor característico na urina, causado pela degradação de certas substâncias sulforosas presentes. Mas essa reação não traz nenhuma consequência à saúde.

Os aspargos e as mulheres

Estudos recentes relatam que o folato, que é encontrado em abundancia no vegetal, é essencial para a produção do material genético e previne más-formações fetais. Por isso, o aspargo é indicado para todas as mulheres em idade fértil, principalmente para as futuras mamães.

Outra relação do vegetal com a saúde feminina é a presença dos fitoestrógenos, substâncias que têm estrutura similar aos hormônios humanos, e que podem ter ação redutora nos sintomas da menopausa.

CAPÍTULO XXV
GENGIBRE: RAÍZ EMAGRECEDORA E ANTI-INFLAMATÓRIA
Alimento termogênico, vegetal favorece o sistema digestivo, respiratório e circulatório

Vegetal nativo da Ásia, o gengibre é uma raiz tuberosa usada tanto na culinária quanto na medicina. A planta assume múltiplos benefícios terapêuticos: tem ação bactericida, é desintoxicante e ainda melhora o desempenho do sistema digestivo, respiratório e circulatório. O gengibre também é um reconhecido alimento termogênico, capaz de acelerar o metabolismo e favorecer a queima de gordura corporal.

Outros nomes do gengibre: *Mangarataia, mangaratiá*

Principais nutrientes do gengibre

O gengibre apresenta uma substância chamada gingerol, dotada de propriedades antioxidantes e anti-inflamatórias que protegem o organismo de bactérias e fungos. O gingerol é responsável pelo sabor picante do gengibre.

As propriedades terapêuticas do gengibre se devem à ação conjunta de várias substâncias, principalmente encontradas no óleo essencial do gengibre, rico nos componentes medicinais cafeno, felandreno, zingibereno e zingerona.

O gengibre também é rico em substâncias termogênicas que ativam o metabolismo do organismo e potencializam a queima de gordura corporal.

A raíz é composta por vitamina B6, assim como nos minerais: potássio, magnésio e cobre; mas tais propriedades se tornam pouco relevantes levando-se em conta o consumo diário da planta. Como trata-se de uma especiaria, bastam pequenas quantidades do gengibre no chá ou preparações culinárias para aromatizar as preparações. Note que a tabela de valores nutricionais abaixo considera 100g de gengibre, porém o uso numa receita pode não alcançar a 2g.

COMPOSIÇÃO DO GENGIBRE PARA CADA 100 g	
Água (g)	78,88
Calorias (Kcal)	80
Proteínas (g)	1,82
Lipídios totais (g)	0,75
Carboidratos (g)	17,77
Fibras (g)	2
Cálcio (mg)	16
Ferro (mg)	0,6
Magnésio (mg)	43
Fósforo (mg)	34
Potássio (mg)	415
Sódio (mg)	13
Zinco (mg)	0,34
Cobre (mg)	0,22
Manganês (mg)	0,22
Selênio (mcg)	0,7
Vitamina C (mg)	5
Tiamina (mg)	0,025
Riboflavina (mg)	0,034
Niacina (mg)	0,75
Vitamina B6 (mg)	0,16

Benefícios do gengibre

O gengibre é referência quando se fala em problemas estomacais, pois combate enjôos, gases, indigestão, náuseas causadas pelo tratamento do câncer e perda de apetite. Também auxilia na digestão de alimentos gordurosos. Não é à toa que uma substância presente na raíz do gengibre é usada na fabricação de medicamentos laxantes, antigases e antiácidos.

Gengibre combina com comida japonesa

A raíz também é bastante utilizada para combater o mau hálito, cólica menstrual e até ressaca. Graças ao poder anti-inflamatório, o gengibre ainda é usado para aliviar dores decorrentes da artrite, dores musculares, infecções do trato respiratório, tosse e bronquite. A planta integra a formulação de xaropes por causa de sua ação anti-inflamatória e antibiótica.

O óleo extraído do vegetal é apontado como eficaz no tratamento de queimaduras. Além disso, o gengibre desempenha um importante papel na dieta, pois estimula olfato e paladar, contribuindo com a diminuição do uso do sal para temperar os alimentos. O chá, por sua vez, aumenta o consumo de líquidos, favorecendo a hidratação e ajudando a eliminar as toxinas.

Por que o gengibre ajuda a emagrecer

Todas as atividades realizadas pelo corpo consomem energia. Isso inclui o processo digestivo, que pode ser usado a seu favor para emagrecer quando o que está em questão são os alimentos termogênicos, como o gengibre. Esses alimentos são capazes de aumentar o gasto calórico do organismo durante a digestão e o processo metabólico.

Quanto mais difícil for a digestão do alimento, maior será o seu poder termogênico. As substâncias termogênicas contidas no gengibre têm a capacidade de aumentar a temperatura corporal, acelerando o metabolismo e aumentando a queima de gordura. A termogênese é um processo regulado pelo sistema nervoso e interferências neste sistema podem favorecer o emagrecimento.

O gengibre pode aumentar o gasto calórico em mais de 10%. No entanto, sabe-se que não existem milagres quando o assunto é perder peso. Para que o consumo de gengibre com este objetivo mostre resultado, é necessário aliá-lo à dieta regrada e exercícios físicos.

Onde encontrar o gengibre

O gengibre pode ser encontrado em supermercados e lojas de produtos naturais.

Como consumir o gengibre

Receita de misô detox com gengibre acelera o metabolismo:

O gengibre pode ser consumido cru, em conserva, como chá ou como óleo. Ele ainda é usado em alimentos e bebidas como agente aromatizante.

Chá de gengibre

- **Chás:** a infusão de pedaços frescos de gengibre é utilizada no tratamento de gripes, tosses e resfriados. Além de ser um relaxante eficaz, hidrata o corpo e ajuda a eliminar as toxinas, ajudando também no emagrecimento, devido à sua ação termogênica. O preparo consiste em deixar raízes, cascas ou talos de molho por cerca de 30 minutos e, após esse período, acrescentar água e levar o gengibre ao fogo por mais de 30 minutos

- **Na panela:** o gengibre pode ser utilizado no preparo de pratos doces e salgados da culinária. Pode ser encontrado desidratado, fresco, em conserva ou cristalizado. Cuide para não substituir uma forma pela outra nas receitas, pois seus sabores são distintos.
- **Sucos:** tem ação anti-inflamatória, favorecendo a eliminação de toxinas do organismo. O suco gera mais disposição para o corpo, melhora a aparência da pele e o funcionamento do intestino. Para ficar mais saboroso, bata no liquidificador com abacaxi, hortelã ou raspas da casca do limão.
- **Pedaços:** mastigar as lascas de gengibre, assim como chupar a bala, ajuda a aliviar a rouquidão e irritações na garganta, mas é preciso atenção, pois, elas somente mascaram a dor. O gengibre irá aliviar os sintomas até que o corpo se encarregue de curar a doença.

Contra-indicações para o consumo de gengibre

A princípio, o consumo do gengibre é seguro para a maioria das pessoas. A ingestão da raíz por gestantes é controversa. Alguns especialistas defendem que o gengibre pode afetar os hormônios sexuais do feto e até favorecer um aborto. Estudos sugerem, entretanto, que o risco de malformação em recém-nascidos de mulheres que faziam uso de gengibre não se mostrou mais elevado do que o normal.

A raíz também não tem relação com malformações ou partos prematuros. Mesmo assim, recomenda-se que o alimento seja evitado especialmente perto da data do parto, pois ele pode aumentar o risco de hemorragia. Não se sabe muito a respeito da segurança do consumo de gengibre no período de amamentação e, por isso, o ideal é que ele seja evitado.

O consumo de alimentos termogênicos, como o gengibre, não é recomendado para quem tem hipertireoidismo, visto que o metabolismo já está muito elevado, o que aumenta o risco de perda de massa muscular. Além disso, crianças e gestantes, pessoas com cardiopatias, enxaqueca, úlcera e alergias não devem abusar dos alimentos termogênicos, pois eles podem levar a aumento da pressão arterial, hipoglicemia, insônia, nervosismo e taquicardia.

Riscos do consumo de gengibre

O gengibre pode favorecer hemorragias e, por isso, deve ser evitado por pacientes com distúrbios hemorrágicos. Além disso, a raiz mostrou piora em quadros de doenças cardíacas, devendo ser banidas da dieta, neste caso. O vegetal ainda diminui os níveis de glicose no sangue, podendo ser necessário o reajuste das doses de insulina por pessoas que sofram de diabetes.

Efeitos colaterais do consumo de gengibre

Há relatos de azia, diarreia e desconforto estomacal após o consumo de gengibre. Neste caso, ele deve ser excluído da dieta.

Interações com o gengibre

O gengibre retarda a coagulação sanguínea, sendo contra-indicado para pacientes que já fazem usos de medicamentos anticoagulantes por aumentar o risco de hematomas e sangramentos. A raíz ainda diminui os níveis de glicose no sangue, podendo ser perigosa para quem toma medicamentos para controle do diabetes. Como eles já têm a função de reduzir o açúcar no sangue, o consumo do vegetal pode reduzir ainda mais a glicemia, oferecendo perigo de hipoglicemia ao paciente.

Também devem se precaver indivíduos que fazem uso de medicamentos para diminuição da hipertensão. A raíz age de forma a diminuir a pressão arterial, que pode ficar muito baixa com o uso concomitante do remédio, oferecendo riscos cardíacos ao paciente.

Quantidades recomendadas de gengibre

Embora não exista uma quantidade adequada de ingestão estabelecida, estudos sugerem que benefícios podem ser alcançados com o consumo de 2 a 4 g de gengibre por dia.

Para obter os benefícios termogênicos do gengibre, o ideal é o consumo diário, mas dentro de um limite estabelecido para que o aumento do metabolismo não se torne prejudicial. No caso do gengibre, é recomendada uma fatia média ou uma colher de café da forma em pó.[5]

---

[5]**Fontes consultadas:** U.S. Department of Agriculture, Agricultural Research Service. 2001. USDA Nutrient Database for Standard Reference, Release 14. Nutricionista Daniela Jobst, da clínica NutriJobst, em São Paulo Nutricionista Thatyana Freitas, da clínica Stesis, em São Paulo.

CAPÍTULO XXVI
12 ALIMENTOS QUE COMBATEM A DEPRESSÃO: Ricos em nutrientes, eles garantem bem-estar e ajudam no tratamento da doença

A depressão é um transtorno mental bastante comum atualmente. Segundo o Ministério da saúde, estima-se que, na América Latina, 24 milhões de pessoas sofram com a doença. Num episódio depressivo a pessoa pode se sentir sem energia, com o humor afetado, sem interesse e sem vontade de fazer tarefas comuns da sua rotina, além dos sintomas físicos como dor de cabeça e dor de estômago. Segundo o nutrólogo Roberto Navarro, nosso cérebro produz substâncias chamadas de neurotransmissores que controlam inúmeras funções cerebrais. Um destes neurotransmissores, a serotonina, é capaz de dar ao cérebro sensação de bem-estar, regulando nosso humor e também dando sensação de saciedade.

A alimentação pode ajudar a produzir mais serotonina, aumentando o bom humor e ajudando no combate da depressão. Entretanto, vale lembrar que ela não substitui o tratamento da doença, com a intervenção medicamentosa e terapia. "Para a produção cerebral da serotonina há necessidade de "matérias primas" (chamadas de cofatores) fundamentais para sua síntese, como exemplos: triptofano (aminoácido), magnésio, cálcio (minerais), vitamina B6, ácido fólico (vitaminas)", ressalta o nutrólogo Roberto Navarro.

A seguir, conheça alguns alimentos que melhorar o seu humor e são excelentes coadjuvantes para dar auxiliar no combate da doença.

Castanha-do-pará, nozes e amêndoas

Elas são ricas em selênio, um poderoso agente antioxidante. Segundo a nutricionista Abykeyla Tosatti, elas colaboram para a melhoria dos sintomas de depressão, auxiliando na redução do estresse. As quantidades diárias recomendadas são duas a três unidades de castanha-do-pará ou cinco unidades de nozes ou 10 a 12 unidades de amêndoas. Mas também dá para fazer um mix saboroso dessas oleaginosas.

Leite e iogurte desnatado

Eles são ótimas fontes de cálcio, mineral que elimina a tensão e depressão. "O cálcio ajuda a reduzir e controlar o nervosismo e a irritabilidade. Ele participa também das contrações musculares, dos batimentos cardíacos e da transmissão de impulsos nervosos e regulariza a pressão arterial", explica a nutricionista Abykeyla Tosatti. É recomendado o consumo de 2 a 3 porções por dia.

Frutas

Melancia, abacate, mamão, banana, tangerina e limão são conhecidos como agentes do bom humor. "Todas estas frutas são ricas em triptofano, aminoácido que ajuda na produção de serotonina", explica a nutricionista Abykeyla Tosatti. É recomendado o consumo de três a cinco porções de frutas todos os dias.

Laranja e maçã

Elas ganham destaque porque fornecem ácido fólico, cujo consumo está associado a menor prevalência de sintomas depressivos. Além disso, por ser rica em vitamina C, a laranja promove o melhor funcionamento do sistema nervoso, garante energia, ajuda a combater o estresse e previne a fadiga.

Banana e abacate

A banana é rica em carboidrato (hidratos de carbono), potássio e magnésio. Também é fonte de vitamina B6, que produz energia. "A fruta diminui a ansiedade e ajuda a ter um sono tranquilo", explica a nutricionista Abykeyla Tosatti. Tão bom quanto, o abacate é outra ótima opção, e antes de dormir. Consuma duas colheres de chá da fruta pura (sem açúcar ou adoçante) todos os dias antes de se deitar.

Mel

Esse alimento estimula a produção de serotonina, neurotransmissor responsável pela sensação de prazer e bem-estar. Para usufruir dos benefícios, duas colheres de sobremesa, ao dia, são suficientes.

Ovos

"Eles são uma boa fonte de tiamina e a niacina (vitaminas do complexo B), que colaboram com o bom humor", aponta a nutricionista Abykeyla Tosatti. O recomendado é uma unidade por dia, no máximo. Quem tem colesterol alto deve se preocupar com o consumo em excesso, e evitar, principalmente a versão frita.

Carnes magras e peixes

"O triptofano, presentes nestas fontes de proteína, ajuda no combate da depressão e melhora o humor, pois aumenta a produção de serotonina, que exerce grande influência no estado de humor, pois é capaz de reduzir a sensação de dor, diminuir o apetite, relaxar, criar a sensação de prazer e bem-estar e até induzir e melhorar o sono", enfatiza a nutricionista Abykeyla Tosatti. Ela recomenda entre uma e duas porções por dia, principalmente de peixes como atum e salmão.

Carboidratos complexos

Eles ajudam o organismo a absorver triptofano e estimulam a produção do neurotransmissor serotonina, que ajuda a reduzir as sensações de depressão. "Uma alimentação pobre em carboidratos, por vários dias, pode levar a alterações de humor e depressão. Alimentos fontes de carboidratos: pães, cereais integrais (trigo, arroz)", explica a especialista Abykeyla Tosatti. A recomendação é de 6 a 9 porções diárias.

Aveia e centeio

Os dois são ricos em vitaminas do complexo B e vitamina E. "Estes nutrientes possuem grande importância, pois, melhoram o funcionamento do intestino, combatem a ansiedade e a depressão", diz a nutricionista Abykeyla Tosatti. A recomendação é de, pelo menos, três colheres de sopa cheia por dia.

Folhas verdes

Estudos mostram que uma alimentação com consumo elevado de folato (importante vitamina do complexo B) está associada a menor prevalência de sintomas depressivos. Um dos alimentos ricos em folato são as hortaliças folhosas verde-escuras (espinafre, brócolis, alface). "Algumas pesquisas mostram que indivíduos deprimidos podem apresentar baixos níveis de vitamina B12, levando a diminuição do folato e o desequilíbrio do metabolismo dos neurotransmissores do cérebro associados ao controle do humor", adverte a especialista Abykeyla Tosatti. O recomendado é a ingestão diária de três a cinco porções por dia.

Soja

Ela é rica em magnésio que é o segundo mineral mais abundante no nosso organismo e desempenha um papel fundamental na energia das células. Sua deficiência pode resultar em falta de energia. "O magnésio ajuda a reduzir a fadiga e aumentar os níveis de energia. Esse mineral combate o estresse porque tem propriedades tranquilizantes naturais, principalmente quando combinadas com cálcio", explica a nutricionista Abykeyla Tosatti.

CAPÍTULO XXVII
O CONSUMO DE FRUTAS REDUZ O COLESTEROL E A PRESSÃO ALTA

As frutas mais indicadas para tratar o diabetes, prevenir a azia, entre outros problemas

O consumo de frutas é muito importante para uma alimentação equilibrada. Quanto maior a variedade delas, melhor para a nossa saúde, já que suas diferentes cores garantem uma quantidade maior e mais variada de fitoquímicos, elementos que fazem bem para a nossa saúde e ajudam a reduzir o colesterol. "As frutas possuem cores diferentes, pois tem vitaminas e minerais em diferentes quantidades", explica o nutricionista Israel Adolfo. Porém, essas propriedades variadas garantem efeitos específicos em alguns casos, o que faz com que algumas frutas sejam muito importantes para o dia a dia. O ideal é consumir de três a cinco porções diárias para obter a quantidade de vitaminas, nutrientes e fibras que o organismo necessita para funcionar. Mas, já que a idéia é ampliar os benefícios das frutas para saúde e para a dieta, está na hora de fazer as escolhas certas. Veja que frutas você não pode deixar de incluir no cardápio, de acordo com a necessidade:

Maçã para dar saciedade e reduzir o inchaço

A chave para o emagrecimento está em reduzir as calorias ingeridas e aumentar as gastas. Para ter sucesso na primeira empreitada, aumentar a saciedade é essencial, e as frutas em sua maioria oferecem essa característica. "Todas são muitos importantes no processo de diminuição da gordura corporal, pois são ricas em fibras e proporcional uma grande oportunidade de mastigar. Para isso, índico frutas mais duras, como a maçã", classifica o nutricionista Israel Adolfo. Para completar a combinação, a mação oferece outras vantagens, como a presença de pectina. "Esse é um tipo de fibra solúvel que se transforma em gel no estômago e arrasta a gordura para fora do organismo", ensina a nutricionista e clínica Daniela Jobst, membro do Centro Brasileiro de Nutrição Funcional no Brasil. Suas fibras insolúveis da casca ficam no estômago por mais tempo, retardando mais ainda a fome. A maçã ainda tem uma boa quantidade de potássio, nutriente que elimina o sódio extra do corpo, reduzindo a retenção de líquidos e, com ele, parte do inchaço.

Abacate para reduzir o colesterol

Essa fruta é rica em gordura monoinsaturada, aquela considerada amiga do nosso organismo. "O ácido oleico, a mesma gordura do azeite de oliva, protege os vasos sanguíneos e o coração contra infartos, tromboses, entupimento das veias, doenças cardíacas e bloqueia a ação do LDL, chamado de colesterol ruim", explica a nutricionista Daniela. Por isso, o consumo regular do abacate reduz os níveis de colesterol total e eleva os de HDL, o chamado colesterol bom. Mas, vale um alerta, já que a fruta tem muitas calorias. "Para apresentar apenas os benefícios, deve ser consumida na quantidade de uma colher de sopa ao dia", ressalta o nutricionista Israel Adolfo. E nada de consumi-lo com açúcar. Prefira o cacau em pó se há necessidade de incrementar o gosto, como sugere a nutricionista clínica Nicole Trevisan.

Banana para diminuir a queimação

A banana, principalmente quando está verde, tem substâncias que protegem as paredes estomacais, favorecendo quem sofre com gastrite e azia. "Um estudo preliminar cita que a fruta possui um flavonoide conhecido como leucocianidina, que previne contra o desenvolvimento de úlceras estomacais", explica o nutricionista Israel Adolfo. Além disso, antes de amadurecer ela tem mais amido, que é digerido primeiramente na boca, o que faz com que o estômago produza menos ácido para efetuar a digestão e irrite menos as paredes estomacais, como ressalta Daniela Jobst. Com o processo de maturação, esse amido vai se convertendo em frutose. Mas é preciso cuidado com um tipo em específico. "A banana nanica é ácida, não sendo indicada para quem tem gastrite", alerta a nutricionista Nicole Trevisan.

Limão para quem tem diabetes

A maior parte dos benefícios da fruta é voltada para a saúde do coração, que não deixa de ser prejudicada quando a pessoa tem diabetes, já que a alta da glicose no sangue desgasta e prejudica as artérias e veias. "A alta concentração de ácido nicotínico no limão protege as artérias, prevenindo problemas cardiovasculares, uma tendência para quem tem a doença. O alimento também diminui a viscosidade do sangue, o que é essencial, uma vez que, junto com o diabetes, existem alterações que predispõe a um maior risco de trombose", ensina a nutricionista Daniela Jobst. Ele também evita hemorragias, devido à presença de ácido cítrico e ácido ascórbico, o que é vantajoso ao paciente com diabetes devido a sua dificuldade de cicatrização. Por fim, a parte branca do limão e a casca também contém pectina, "quando ela é dissolvida em água, produz uma massa viscosa que auxilia no trânsito intestinal e na saciedade, retardando a absorção dos açúcares", desvenda Nicole Trevisan. Isso evita picos glicêmicos, inimigos de quem tem diabetes.

Uva para proteger o envelhecimento celular

Frutas de cores avermelhadas são ricas em antioxidantes. "Eles são compostos necessários para neutralizar os radicais livres, evitando assim que reajam com alguma célula e as destruam. Eles são naturalmente formados em nosso organismo nas reações metabólicas habituais e em situações como estresse, consumo de álcool, tabagismo, entre outros", define Israel Adolfo. Normalmente, os radicais livres são causadores de lesões nas células e tecidos, o que pode provocar diversas doenças à longo prazo. A uva é uma fruta rica em antioxidantes, principalmente na casca e na semente. "As pró-antocianidinas, presente nas cascas e sementes da fruta, são considerados super antioxidantes, 20 vezes mais potente que a vitamina C e 50 vezes mais que a vitamina E", explica a nutricionista Daniela Jobst.

Acerola para aumentar a imunidade

A laranja que nos perdoe, mas não há fruta com mais vitamina C do que a acerola. De acordo com a Tabela Brasileira de Composição dos Alimentos (TACO) da Unicamp, uma laranja tem cerca de 57 mg de vitamina C, contra 104 mg, aproximadamente, de uma única acerola. E o nutriente é muito importante para o sistema imunológico, pois participa da produção das células de defesa do organismo além de modular o funcionamento da nossa proteção natural. "Encontramos vários artigos que ressaltam a importância desta vitamina no aumento e manutenção da atividade de células do sistema imunológico, como, por exemplo, os mastócitos e macrófagos", considera o nutricionista Israel Adolfo.

Morango para blindar o coração

Um estudo conduzido pela Harvard School of Public Health em Boston (Estados Unidos) em 2013 demonstrou que mulheres que consumiam morangos e mirtilos tinham menos chances de infartos do miocárdio. A grande responsável pelo benefício é uma substância chamada antocianina, presente em frutas de coloração vermelha e azul. "Ele também ajuda a reduzir a pressão graças à procianidina", acrescenta Daniela Jobst, nutricionista funcional.

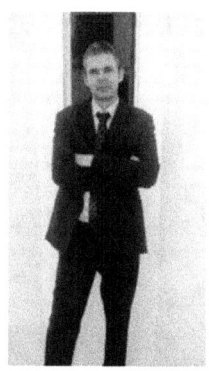

SOBRE O AUTOR

Rômulo Borges Rodrigues é Escritor, Terapeuta Holístico, Mestre de Reiki, Consultor e Numerólogo.

Trabalha com Reflexologia, Reiki, Massagem, Florais, Aconselhamento Terapêutico, Técnicas de Relaxamento, Hipnose, Regressão, Terapia de Vidas Passadas, Numerologia e ministra cursos online.

Estuda e pesquisa sobre a espiritualidade há vinte anos.

Foi membro da Associação Internacional Amigos da Natureza (AIANATU - SP), na qual fez parte do trabalho de cura espiritual. Foi nessa associação onde alguns de seus dons espirituais foram desarquivados.

Também foi membro da Ordem dos Filhos da Luz (Piracicaba - SP). Foi integrante da Ordem dos Templários, onde foi dirigente do hospital de cura espiritual de uma das suas sedes. Atualmente, é coordenador do Projeto Social Nova Era na cidade de São Paulo, no qual dá palestras e ministra tratamento alternativo para o público utilizando várias técnicas terapêuticas.

Escreve artigos quinzenais para sites e revistas sobre vários temas e é autor das seguintes obras:

- *Uma Civilização Adormecida e Decadente*
- *Momento Apocalíptico – "Prelúdio do Juízo Final"*
- *Arcanjos e Arquétipos*
- *Guia Prático dos Anjos (Tabela completa de todos os anjos)*
- *Numerologia – A Ciência Milenar dos Números*
- *REIKI – ENERGIA VITAL UNIVERSAL (Harmonia, Equilíbrio e Cura)*
- *OS FLORAIS DE BACH – Equilíbrio e Harmonia Através das Essências*
- *O PODER DA MENTE – A Chave Para o Desenvolvimento das Potencialidades do Ser Humano*
- *Os Ensinamentos de Siddartha Gautama, o Buda*
- *A HISTÓRIA DO BUDISMO – Princípios, conceitos, ensinamentos*
- *Cuide de Você e Tenha Mais Qualidade de Vida (Vols. I, II, III, IV e V)*
- *A Regência Cósmica*
- *Alimentação Saudável = Saúde Perfeita (Vols. I, II, III, IV, V e VI)*
- *REFLEXOLOGIA (Massagem Podal) – Equilíbrio e bem-estar através da planta dos pés*
- *HIPNOSE, REGRESSÃO, TERAPIA DE VIDAS PASSADAS – Metodologia, Efeitos, Benefícios*

- *A PODEROSA INFLUÊNCIA DOS NÚMEROS SOBRE AS NOSSAS VIDAS* – O que a Numerologia revela sobre o passado, o presente e o futuro
- *"DESCUBRA SEU POTENCIAL, DONS E TALENTOS INATOS ATRAVÉS DA NUMEROLOGIA"*
- *QUALIDADE DE VIDA* – Definição e conceitos
- *OS MECANISMOS DA MENTE* – A sua natureza comportamental
- *TRATADO SOBRE AS RELIGIÕES E FILOSOFIAS DE VIDA* – Síntese dos sistemas religiosos e correntes filosóficas
- *ESTUDO SOBRE AS TERAPIAS COMPLEMENTARES* – Técnicas terapêuticas integrativas que proporcionam equilíbrio e harmonia
- *GUIA COMPLETO DAS TERAPIAS ALTERNATIVAS*
PRÉ-EXISTÊNCIA E PÓS-EXISTÊNCIA DA ALMA – Vidas passadas, vidas futuras
- *PRINCÍPIOS, FILOSOFIA E METODOLOGIA DA MEDICINA HOLÍSTICA* - Os recursos e métodos terapêuticos utilizados nos tratamentos e terapias
- *CURSO DE REIKI*
- *CURSO DE FLORAIS*
- *CURSO DE REFLEXOLOGIA (Massagem Podal)*
- *CURSO DE NUMEROLOGIA* – Método simples e prático
- *CURSO DE HIPNOSE, REGRESSÃO, TVP, TMS* – Metodologia simplificada
- *CURSO DE FENG SHUI*
- *CURSO DE RADIESTESIA*
- *CURSO DE CROMOTERAPIA*

CONTATOS COM O AUTOR

E-MAIL: romulobr@outlook.com
FACEBOOK:http://facebook.com/romuloborgesrodrigues
SKYPE: samadhi514
TWITTER: @_arahat
BLOG: equilibrioeconsciencia.wordpress.com